8° Lk23 718

PHARMACODYNAMIE

ET

APPLICATIONS CLINIQUES

DE LA

Médication par la Vamianine

1521

PAR LE

DOCTEUR DE LÉZINIER

DOCTEUR ÈS-SCIENCES

MÉDECIN DES HOPITAUX MUNICIPAUX DE MARSEILLE

715

8° Te[23] 718

Établissements CHATELAIN

2 bis, rue de Valenciennes, Paris (Xe)

TABLE DES MATIÈRES

PRÉFACE

Tant de notions erronées, tant de légendes circulent encore dans le public au sujet de la syphilis, que nous pensons rendre un véritable service à l'humanité en vulgarisant les traits de la vérole telle qu'elle est, scientifiquement.

Longtemps confondue, en effet, avec une foule d'autres maladies cutanées ou vénériennes, on conçoit parfaitement la tradition de mystérieuse épouvante que les générations successives se sont transmises et se transmettent encore, dans leur ignorance, sur cette maladie.

La lèpre, les tuberculoses cutanées et ganglionnaires, le lupus tuberculeux en particulier, le chancre mou, le lupus érythémateux, le psoriasis, presque toutes les maladies de la peau en un mot, étaient autrefois imputées à la syphilis. Ce sera la gloire des cliniciens d'avoir pu, avant l'avènement de la bactériologie, qui devait projeter une si vive lumière dans ces questions, distinguer ces états morbides les uns des autres et de la vérole plus spécialement. Il est curieux de rappeler à ce point de vue, que, jusqu'à Ricord, la blennorragie, la vulgaire « chaude-pisse » était considérée comme une manifestation syphilitique et qu'il a fallu tout le génie de ce grand vénéorologiste pour rendre à la gonococcie urétrale sa personnalité. La bactériologie a ensuite pleinement corroboré ses conclusions cliniques.

Plus récemment, le laboratoire a permis d'extraire du cadre de la syphilis une autre variété d'affections, les mycoses, qui prêtaient d'autant plus à la confusion qu'elles guérissent avec un traitement iodé, tout comme les lésions tertiaires. Ces affections sont dues à la prolifération dans l'organisme de champignons microscopiques : les deux plus fréquentes et les plus connues sont l'actino-mycose et la sporo-trichose. On voit comment peu à peu le domaine de la syphilis s'est rétréci et précisé et combien elle est loin, maintenant, de sa conception initiale, beaucoup trop compréhensive. Cela est si vrai que la découverte faite, il y a une dizaine d'années, de son agent causal, le Tréponème, n'eut pas pour conséquence de permettre d'isoler de son cadre une nouvelle affection, elle permit surtout — et cela est déjà très beau — de vérifier la nature syphilitique des manifestations cliniquement classées comme telles.

Est-ce à dire que la vérole, dépouillée de tout ce cortège de maladies étrangères et réduite à ses justes proportions, est devenue une affection bénigne? Ce serait une grosse erreur que de le croire et de le dire.

Telle que nous la révèle la science moderne, c'est-à-dire pure de tout mélange, la syphilis est encore une maladie sérieuse, d'autant plus que, perdant l'éclat emprunté que lui donnaient d'autres états morbides, elle a, par contre, acquis à son actif, depuis trente ans, des lésions nerveuses importantes, que l'on n'avait pas jusque-là rattachées à elle. Or, c'est précisément la « Parasyphilis » qui, ainsi que nous le verrons, donne à cette maladie toute sa gravité pronostique et justifie l'obligation rigoureuse pour les malades de se soumettre à un traitement efficace et prolongé.

Néanmoins, la syphilis, désormais, ne doit plus effrayer. Il vaut évidemment mieux ne pas l'avoir, cela ne se discute pas, mais lorsqu'on l'a, il est bien inutile de se désespérer, comme malheureusement nombre de malades le font encore chaque jour!

Pourquoi donc ne faut-il pas se désespérer?

Eh bien! Tout simplement parce que la science moderne a percé à jour le mystère de la vérole. Non seulement maintenant on la connaît à fond, dans son essence et dans ses manifestations, mais on la traite, on la guérit et, depuis la découverte de la Vamianine, elle est la maladie que la médecine moderne sait le mieux et le plus sûrement soigner. Que de tuberculeux, de diabétiques, de sourds voudraient entendre de pareilles paroles...

Le devoir du syphilitique est de se soigner : c'est chose aisée avec la Vamianine, remède très actif, non toxique, expérimenté par de nombreux médecins avec un succès constant. Ne sort-elle pas en outre de ces merveilleux laboratoires de l'Urodonal où des chimistes éminents ont, sous la direction de J-L. Chatelain, découvert de si bons produits : le Jubol, le Globéol, le Pagéol, vainqueur de la blennorragie, la Gyraldose et tant d'autres?

La Vamianine, d'ailleurs, est précieuse aussi pour le traitement des maladies de la peau, ce qui prouve sa grande activité thérapeutique, en dehors même de la syphilis.

Quant à celle-ci, seuls pourront se désoler à juste titre ceux qui auront craint de regarder en face leur ennemi et qui l'auront négligé... La science ne peut pas être tenue pour responsable de la faiblesse et de la pusillanimité.

Dr DE LÉZINIER.

Nous remercions M. J-L. Chatelain qui a bien voulu mettre à notre disposition la quantité de Vamianine nécessaire à l'expérimentation dont ce travail est le compte rendu fidèle.

PREMIÈRE PARTIE

La Syphilis

CHAPITRE Ier — Genèse de la Syphilis

Le Parasite

La syphilis est due au développement dans le corps humain d'un parasite d'un genre spécial, *le Tréponème*.

Ce n'est pas un microbe, à proprement parler, car il appartient à la famille zoologique des Flagellés, néanmoins c'est un micro-organisme pathogène et les traités de bactériologie l'ont adopté.

Il se présente sous la forme d'une spirale filiforme, d'une longueur de 6 à 10 millièmes de millimètre, contourné en 8 à 10 tours assez serrés et très fins. On a pu observer à chacune de ses extrémités un cil vibratile.

FORMES DU TRÉPONÈME

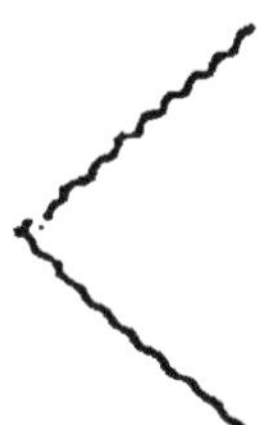

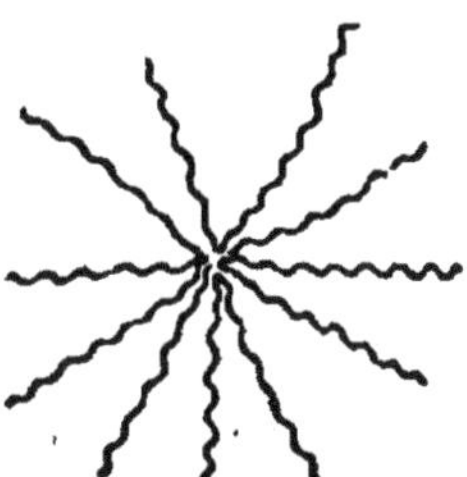

Tréponème type. 2 Tréponèmes anastomosés. Tréponèmes agglutinés en étoile.

Le Tréponème s'observe à l'état vivant, grâce à l'ultra-microscope. On note facilement alors ses mouvements qui sont de rotation suivant le grand axe du micro-organisme et aussi de flexion. Le Tréponème est très mobile, très vif et se déplace constamment.

On le rencontre dans les diverses lésions de la syphilis : chancre, plaques muqueuses, syphilides cutanées et même dans le sang, à la période secondaire. Par contre, on ne le trouve presque jamais dans les lésions tertiaires et dans le liquide céphalo-rachidien.

Dans les lésions de la syphilis héréditaire, il est bien plus abondant encore, il fourmille dans les bulles de pemphigus, dans le foie, dans la rate et dans le sang.

Expérimentalement, on a pu l'inoculer à certains animaux : au singe (chimpanzés, cynocéphales, macaques), au lapin (conjonctive ou chambre antérieure de l'œil, etc.). Mais la syphilis expérimentale, pour fort intéressante qu'elle soit, n'a pas conduit à la découverte espérée d'un sérum curateur : toutes les tentatives faites dans ce sens ont échoué.

La culture du Tréponème aurait été réussie en Amérique par Noguchi, avec une technique si compliquée que seul, ou à peu près, il a pu y parvenir. Sorti du corps humain, le Tréponème est très fragile et périt rapidement.

Le Tréponème n'est pas le seul représentant de la famille des micro-organismes en forme de spirale. Sans parler même du spirille de la fièvre récurrente, du spirille de la spirillose des poules, ni de celui de l'angine de Vincent, qui sont des maladies aiguës, il existe toute une série de spirilles qui vivent en saprophytes dans l'organisme humain sain ou malade : le spirille des dents, le plus fin, le plus délié de tous, est un hôte habituel de la bouche, d'autres encore peuvent prêter à confusion : le plicatilis, le refringens, et le spirochœte du cancer ulcéré, etc. Ces trois derniers possèdent une membrane ondulante qui permet de les distinguer.

D'une manière générale, il faut une grande habitude pour identifier au microscope le Tréponème et éviter les causes d'erreur.

La découverte du Tréponème a permis de classer les lésions de nature syphilitique et l'examen ultra-microscopique permet quotidiennement de vérifier le diagnostic clinique à la période primaire.

Mode de Contagion

La manière dont se transmet d'individu à individu la maladie est des plus simples : c'est par inoculation.

La plupart du temps l'inoculation se réalise pendant les rapports sexuels :

L'un des deux partenaires présente aux organes génitaux une lésion contagieuse, c'est-à-dire une lésion dans laquelle fourmillent les Tréponèmes (chancre ou plaque muqueuse généralement). A la faveur de la plus petite excoriation (et il s'en produit toujours au cours du coït, même sans qu'on s'en doute, en raison de l'ardeur déployée et de la finesse des tissus), ces Tréponèmes passent dans l'organisme de la partie adverse et s'y fixent : l'inoculation est réalisée.

C'est le cas le plus fréquent. Mais l'inoculation peut se produire et se produit quelquefois en dehors de la sphère génitale. Elle relève alors généralement d'une lésion contagieuse extra-génitale elle-même (plaque muqueuse de la lèvre ou de la langue par exemple), on voit alors la contagion se produire en un point quelconque du corps, œil, mamelon du sein, amygdale, lèvre, joue, doigt, etc.

Cela est moins fréquent, mais le mécanisme est le même.

Plus rarement encore, la contagion est indirecte et se produit par l'intermédiaire d'objets contaminés, éponges, canules, brosses à dents, pipes, verres, rasoir, etc. Ce sont des faits assez exceptionnels, parce que le Tréponème, comme nous l'avons vu, vit très peu de temps en dehors du corps humain et qu'il est par suite nécessaire, pour que l'inoculation se réalise, que l'usage de ces objets soit immédiat, après le moment où l'agent pathogène a été déposé sur eux par l'individu contagieux. Néanmoins, ce mode de transmission de la syphilis s'observe quelquefois.

En somme, pour qu'il y ait inoculation de la vérole, il faut : 1° un donneur, qui présente une lésion contagieuse; 2° un récepteur, dont la surface cutanée ou muqueuse soit excoriée en un point; 3° un contact suffisamment prolongé entre le point fissuré du récepteur avec la lésion contagieuse du donneur.

Toute circonstance qui réalise ces trois conditions assure l'inoculation de la syphilis. L'absence d'une de ces trois conditions empêche l'inoculation de se réaliser.

On comprend, grâce à ces données, le mode de propagation de la maladie en général et sa prédilection pour la voie d'apport génitale en particulier. On comprend aussi pourquoi un contact avec un individu contagieux peut n'être pas nécessairement infectant.

CHAPITRE II — Schéma de l'évolution de la Syphilis

1° Phase Latente

Pendant un certain temps, qui varie de 3 à 6 semaines, rien ne se passe en apparence au point inoculé. Aucune réaction locale, aucune douleur, aucune rougeur, aucun gonflement, rien ne révèle la réalité de la contagion. Le malade ne se doute pas de sa maladie.

Cependant, les quelques parasites qui ont profité de la petite porte d'entrée qu'ils ont trouvée sur leur chemin ne perdent pas leur temps. Dans le silence ils travaillent à s'organiser, ils s'adaptent à ce milieu nouveau pour eux, ils colonisent et se multiplient, ils s'assurent là une base d'opération solide, que rien ne peut déceler.

Il serait évidemment des plus intéressant de pouvoir agir sur les parasites de la syphilis pendant cette phase de latence où la maladie est à coup sûr encore purement locale, et les essais n'ont pas manqué — nous en parlerons plus loin — malheureusement, comme rien ne révèle à ce moment la réalité et le lieu de la contagion, que d'autre part les parasites, grâce à leur extrême mobilité, s'enfoncent rapidement, en quelques heures, dans l'intimité des tissus, on comprend que devant tant d'incertitude et d'imprécision les moyens proposés aient été voués naturellement à l'insuccès.

2° Accident Primaire

Après 3 à 6 semaines de cette vie mystérieuse et secrète, les Tréponèmes commencent à manifester leur présence.

On voit apparaître, au point inoculé, une petite élevure rouge, indolore généralement, qui n'a rien de particulier tout d'abord, mais qui, après quelques jours de développement, ne tarde pas à s'ulcérer à son sommet : le chancre est alors constitué.

Cette petite plaie, à bords arrondis, repose sur une base de consistance ferme, cartonneuse; elle est indolore et son aspect n'a rien d'effrayant. On a peine à croire, lorsqu'on ne sait pas, que ce « bobo » soit la révélation non douteuse d'une si importante maladie.

C'est le *chancre induré*, par opposition avec une autre variété d'ulcération que l'on nomme *chancre mou* et qui n'a rien à voir avec la syphilis.

Ce chancre induré s'accompagne toujours d'une fluxion ganglionnaire dans le territoire lymphatique correspondant : les ganglions de l'aine, pour les chancres génitaux; ceux de l'aisselle pour les chancres du sein; ceux du cou pour les chancres de la lèvre ou de la bouche, deviennent perceptibles au palper. Ils sont durs, indolores, roulent sous le doigt et il y en a toujours un, parmi eux, qui prend un volume plus considérable. Cette disposition est assez particulière à la syphilis.

L'examen de la sérosité du chancre à l'ultra-microscope révèle presque toujours les Tréponèmes : le diagnostic clinique prend alors une valeur indiscutable. Quelquefois, cependant, on ne rencontre aucun élément dans la sérosité; il faut alors, avant de se prononcer, supprimer tout traitement local et recommencer l'examen après plusieurs jours d'intervalle.

Depuis que l'on fait usage de l'ultra-microscope, dont le dispositif spécial permet d'observer les micro-organismes à l'état vivant, on s'est aperçu que dans nombre de cas des chancres qualifiables « mous » étaient en réalité des chancres mixtes, c'est-à-dire à la fois mous (bacille de Ducrey) et syphilitiques (Tréponèmes). De même, il existe des chancres syphilitiques nains, dont la surface au lieu de correspondre à celle d'une pièce de cinquante centimes environ, comme il est normal, ne sont pas plus grands que la tête d'une allumette. Ils passent généralement inaperçus.

Dans ces deux circonstances, le diagnostic de la syphilis primaire est souvent difficile ou manqué, et cela explique la plupart des cas de vérole ignorée que l'on ne découvre que plus tard, à l'occasion d'autres accidents.

Le chancre de l'amygdale, celui de la joue ou de la langue sont souvent aussi l'objet d'erreurs de diagnostic. Dans les cas douteux, il faut toujours avoir recours à l'examen d'un spécialiste.

Mais dans la majorité des cas, le diagnostic du chancre induré est facile, surtout lorsqu'il siège sur les organes génitaux (gland, méat, filet, prépuce chez l'homme, fourchette, anus, grandes lèvres ou clitoris chez la femme).

Le chancre induré non compliqué et non traité dure de 4 à 6 semaines environ. Il se termine par cicatrisation pure et simple et la cicatrice en est peu visible; par contre, la palpation permet de retrouver au point où a siégé le chancre, le reliquat de l'induration, pendant assez longtemps, quelquefois pendant plusieurs années. Il en est de même du gros ganglion de l'aine qui, quoique diminué notablement, est perceptible encore pendant des années, après la guérison du chancre génital.

Le chancre syphilitique bien soigné dure beaucoup moins longtemps, de 10 à 15 jours, à moins qu'il ne survienne une complication.

Les complications les plus communes sont : l'inflammation du chancre qui peut aboutir au bubon suppuré, et surtout le phagédénisme qui correspond à ce que le populaire appelle le « chancre rongeur ». La surface du chancre au lieu de rester limitée, comme il est normal, gagne par les bords sur les tissus voisins et finit par atteindre des proportions démesurées. Un médecin compétent peut seul, dans ces cas-là, appliquer les traitements que nécessite cette variété grave de chancre.

Depuis longtemps on avait pensé que l'ablation du chancre pourrait avoir comme résultat d'enrayer la maladie. De nombreux travaux, un nombre considérable d'essais, n'ont pas prouvé la réalité de cet espoir. Néanmoins un certain nombre de praticiens sont restés fidèles à cette manière de faire qui, somme toute, peut se défendre, si on ne lui prête pas une efficacité absolue.

3° Phase de Transition

Vers la fin de l'évolution du chancre induré, apparaît la roséole.

C'est une éruption plus ou moins généralisée, plus ou moins confluente, de taches rosées de la peau. Quelquefois elles font une légère saillie, la roséole est dite alors « papuleuse ».

A la lumière du jour, on les voit généralement assez bien; on les aperçoit mieux encore, ces taches, en se servant de lunettes à verres bleus. A la lumière artificielle, la roséole n'est pas ou est peu visible.

La durée de la roséole est très variable : certaines sont extrêmement fugaces et durent à peine quelques heures, d'autres, au contraire, persistent une huitaine de jours.

Quelquefois aussi la roséole réapparaît au bout de quelque temps et dans certaines circonstances : c'est la roséole de retour.

La roséole n'a pas de gravité en elle-même, mais elle est le signe indiscutable de la généralisation de la maladie.

Les Tréponèmes, nous l'avons vu, vont de la surface inoculée, peau et muqueuse, dans les ganglions, en suivant les espaces, puis les conduits lymphatiques. Du relai ganglionnaire, ils repartent avec la lymphe, gagnent le système circulatoire et, dès ce moment, diffusent dans tout l'organisme. L'infection d'abord locale est devenue générale. A partir de ce moment, c'est la période secondaire proprement dite qui commence.

4° Période Secondaire

C'est la période d'explosion des accidents, du côté de la peau et du côté des muqueuses.

Du côté des muqueuses, ce sont les plaques muqueuses, si fréquentes et si contagieuses. Elles siègent sur la langue, sur les lèvres, à la face interne des joues ou sur les muqueuses anales et génitales.

A l'examen, on aperçoit une petite surface de muqueuse qui a perdu son brillant, elle est comme dépolie et plus ou moins opaline. Le malade ne souffre pas, mais a l'impression que sa muqueuse est devenue rugueuse.

C'est une lésion peu visible, qui passe facilement inaperçue et qui, par cela même, n'en est que plus dangereuse.

Les plaques muqueuses peuvent durer, sans traitement, plusieurs semaines; bien traitées, elles disparaissent en quelques jours. Du côté de la peau, il faut renoncer à décrire tous les types d'éruption que peut réaliser la syphilis pendant la période secondaire, tant ils sont nombreux, ceux que l'on a observés et catalogués !...

Nous n'indiquerons que les principaux, c'est-à-dire les plus communs.

En premier lieu, il faut citer les syphilides papulo-croûteuses qui s'étendent si volontiers jusque dans le cuir chevelu; puis les syphilides psoriasiformes, qui, aux mains et aux pieds, sont si tenaces; les syphilides circinées, l'onyxis, qui s'attaque aux ongles et en trouble le développement, etc., etc.

Mais il y en a bien d'autres, des syphilides cutanées, que le médecin aura pour mission de reconnaître! Nous ne pouvons y insister.

Mieux vaut indiquer maintenant les signes généraux que l'on voit apparaître au cours de la période secondaire et qui témoignent de la profonde imprégnation de l'organisme par le virus syphilitique. Car la syphilis ne se localise pas seulement dans le revêtement cutanéo-muqueux, c'est une maladie générale et elle le fait bien voir !

En effet, tandis qu'à la période primaire, l'état général du malade n'est pas atteint, dès que commence la période secondaire différents troubles apparaissent.

Des maux de tête tenaces, rebelles aux calmants, des douleurs nocturnes qui siègent dans les os (douleurs ostéocopes) témoignent du début de la réaction du système nerveux. D'ailleurs, l'examen du liquide céphalo-rachidien, retiré à ce moment par ponction lombaire, indique généralement une leucocytose plus ou moins marquée qui en est la preuve, malgré qu'il n'y ait encore aucune localisation dans les centres.

D'autre part, le malade s'anémie et l'examen de son sang montre, en dehors des Tréponèmes que l'on peut parfois y voir circuler, une diminution notable du nombre des globules rouges et de la valeur des globules restants. Dans le sérum, la réaction de Wassermann, négative jusqu'aux environs du quinzième jour de la maladie, est devenue positive, témoin de la rupture de la barrière défensive de l'immunité.

La nutrition générale se fait mal, l'appétit baisse, le malade maigrit, les cheveux s'éparpillent, les forces déclinent, un degré plus ou moins marqué de neurasthénie apparaît, on sent en un mot que tout l'organisme est touché.

D'ailleurs, dès cette période, des localisations graves du virus syphilitique *sur les viscères* s'observent assez souvent. Nous ne ferons, bien entendu, que les citer, leur description nous entraînerait en effet trop loin.

Les plus fréquents sont les lésions de l'œil (iritis, chorio-rétinites, etc.) et du rein (néphrite spécifique). Le foie est parfois touché aussi et l'ictère secondaire n'est pas rare. Il n'est pas jusqu'aux plèvres qui ne soient quelquefois atteintes, et la pleurésie syphilitique est mieux connue depuis quelques années.

Mais les localisations secondaires les plus graves portent sur le système nerveux : à la périphérie, sous forme de névrites, aux centres, sous forme de méningo-myélites.

On voit, par ce court tableau résumé, combien la période secondaire de la syphilis est riche en accidents variés et quelle splendeur symptomatique elle présente.

Ajoutons immédiatement, pour rassurer les malades, que ces multiples manifestations se réalisent rarement chez un même individu, et surtout que *le malade qui se soigne est à peu près certain de les éviter complètement.* Elles sont, en effet, l'apanage des véroles *non traitées* et depuis que les agents curateurs voient leur emploi se généraliser, les médecins n'observent plus toutes ces manifestations. La Vamianine, en particulier, prévient totalement les lésions de la période secondaire.

5° Période Tertiaire

Après un temps variable, généralement assez long, plusieurs années, la syphilis secondaire disparaît pour faire place aux lésions tertiaires.

Quelques-unes de celles-ci sont à cheval sur les deux premières, ce sont les lésions connues sous le nom de lésions secondo-tertiaires; nous n'y insisterons pas.

Plus ou moins péniblement arrivé à ce point du cycle de sa maladie, le syphilitique cesse à peu près d'être contagieux et, de fait, on retrouve rarement le tréponème dans les lésions tertiaires.

Que devient-il ? Nul n'a pu le dire encore avec certitude. Quelques-uns ont prétendu sans preuves qu'il subissait une évolution nouvelle sous une forme différente de la première. Pure hypothèse ! Ce qui est certain, c'est qu'à partir de ce moment-là, on ne le retrouve plus dans les humeurs du syphilitique; on a dit cependant l'avoir décelé dans certaines complications plus lointaines encore, dans la para-syphilis, dont nous parlerons dans un instant. Ces faits demandent confirmation...

Ce qui est certain, c'est que la réaction dite de Wassermann se négative toute seule, pendant le tertiarisme et cette constatation cadre assez bien avec la double disparition du tréponème et de la contagiosité de la maladie...

Quoi qu'il en soit, le malade arrivé à ce stade présente toujours de la leucoplasie buccale, ainsi que l'a démontré récemment encore le professeur Landouzy, qui lui attribue une valeur diagnostique au moins égale à celle de la réaction dite de Wassermann. Qu'est-ce donc que la leucoplasie ? C'est tout simplement une coloration blanchâtre, un peu grise, qui apparaît à la face interne des joues, immédiatement derrière la commissure des lèvres, et aussi sur le dos de la langue. La plupart du temps, c'est comme un léger voile blanc qui masque la muqueuse sous-jacente, mais quelquefois la leucoplasie prend de plus grandes proportions : plus épaisse, opaque, elle envahit de larges surfaces.

Elle est tout à fait indolore et son diagnostic différentiel avec le lichen de la bouche n'est pas toujours très aisé.

La leucoplasie n'a pas beaucoup d'importance, si ce n'est comme stigmate... Malheureusement, elle est assez difficile à faire disparaître.

Les deux autres accidents du tertiarisme sont plus graves.

En premier lieu, ce sont les gommes, ainsi nommées parce que leur contenu est sirupeux. Ces gommes se développent n'importe où dans l'organisme et aucun tissu n'est exempt d'en avoir. Lorsqu'elles siègent dans la peau ou dans les muscles, elles ne sont pas bien terribles, mais dans les os (tibia, os palatin, cartilages du larynx, vertèbres, crâne, etc...) ou dans les viscères, foie, cerveau, rein, elles tirent de leur situation anatomique une gravité sans pareille. Leur diagnostic est alors souvent difficile et la plupart du temps, c'est le traitement de la syphilis soupçonnée ou vérifiée qui lève les hésitations.

Par bonheur, les localisations viscérales sont les plus rares et généralement les gommes siègent dans les masses musculaires ou dans les faces superficielles des os. Le type en est la gomme de la face antérieure du tibia.

Enfin, il faut rattacher à la période tertiaire, un certain nombre de lésions des vaisseaux sanguins dont l'origine syphilitique ne nous est connue que depuis quelques années.

L'artérite syphilitique et surtout l'aortite font partie de cette catégorie.

La syphilis aime l'aorte : elle détermine soit de petits anévrismes, soit le gros anévrisme classique, soit encore en s'attaquant aux valvules, de l'insuffisance aortique.

Ces faits sont de connaissance assez récente, néanmoins ils ne sont pas douteux et la meilleure preuve est que le traitement antisyphilitique les influence favorablement.

La durée de la période tertiaire est illimitée — elle se prolonge jusqu'à la mort de l'individu, c'est-à-dire que toujours le syphilitique peut être menacé de voir un accident apparaître, même dix, vingt et trente ans après une première gomme, s'il ne se soigne pas.

Une conclusion s'impose donc : celle de continuer toute la vie de prendre la précaution de se soigner, à titre préventif, d'autant plus qu'à défaut de gommes, les affections parasyphilitiques peuvent survenir et faire une nouvelle ombre au tableau.

Donc, comme pour la période secondaire, le tertiarisme n'existe pas pour qui se soigne bien.

CHAPITRE III — Para-syphilis

Depuis le professeur Fournier, ce chapitre est nouvellement ouvert dans l'histoire de la syphilis. Il comprend le tabes ou ataxie locomotrice et la paralysie générale ou méningo-encéphalite diffuse.

En se basant uniquement sur une observation prolongée, sur des statistiques nombreuses et exactes, sur des recherches étiologiques minutieuses, le professeur Fournier a démontré que ces affections nerveuses étaient en relation avec des syphilis antécédentes.

Cette conclusion a été vérifiée par tous les auteurs et elle est désormais classique.

On ne sait pas encore exactement comment et pourquoi la syphilis aboutit à une si longue échéance à la production de lésions de ce genre, mais le fait est là qui suffit à classer ces deux affections dans le domaine de la vérole : c'est la classe de la para-syphilis.

D'ailleurs, la réaction lymphocytaire que l'on constate dans le liquide céphalo-rachidien de ces malades, la positivité de la réaction de Wassermann dans le même liquide, alors qu'avant l'apparition de la para-syphilis elle est généralement négative, apportent un argument très sérieux qui vient corroborer les conclusions cliniques de Fournier.

Ces dernières années, Levaditi et Aug. Marie auraient rencontré dans la substance cérébrale des paralytiques généraux des tréponèmes vivants et très nombreux — il est bien certain que si ce fait se vérifie, aucun doute ne sera plus possible, non plus seulement sur *l'origine syphilitique* de cette maladie, qui n'est plus discutable, mais sur *sa nature syphilitique*, ce qui est plus important encore.

Quoi qu'il en soit, le tabes et la paralysie générale constituent le plus grave aboutissant de la syphilis, quel que soit leur mécanisme, et s'il ne suffisait pas de toutes les lésions que nous avons décrites, dont quelques-unes sont déjà fort graves en elles-mêmes, pour justifier la plus grande application dans le traitement, la possibilité de la para-syphilis déciderait à elle seule les malades à se traiter méthodiquement et énergiquement, suivant les prescriptions scientifiques.

En effet, il ressort clairement des travaux de Fournier et des auteurs qui, après lui, ont étudié la question, que *la syphilis bien traitée* n'aboutit jamais à ces fâcheuses extrémités. Or, les résultats que nous avons obtenus jusqu'ici avec la Vamianine laissent le plus grand espoir non seulement de prévenir la para-syphilis, mais même de la traiter efficacement lorsqu'elle est apparue. Aucune hésitation n'est donc possible sur le choix du traitement, puisque tout le pronostic de la maladie dépend de lui! C'est aux méthodes les plus modernes qu'il faut s'adresser et, à ce point de vue, la Vamianine ne craint aucune comparaison.

Tabes dorsalis ou Ataxie locomotrice

Le tabes, dû à une sclérose des cordons postérieurs de la moelle épinière, évolue en deux phases.

Dans la première, on constate l'existence de douleurs fulgurantes, en éclair, extrêmement pénibles, une diminution plus ou moins notable des réflexes (patellaire-achilléen), l'œil réagit mal à la lumière et, dans certains mouvements brusquement ordonnés, le malade révèle une légère incertitude.

C'est la phase préataxique. Dans la seconde, les douleurs fulgurantes s'espacent et même disparaissent, mais, par contre, les mouvements deviennent de moins en moins coordonnés, la marche est de plus en plus pénible, l'ataxie est constituée et comme elle siège principalement sur l'appareil locomoteur, on l'a appelée ataxie locomotrice.

Suivant la rapidité d'évolution, essentiellement variable, du tabes, chacune de ces deux phases de la maladie dure un temps variable.

Ce qui est certain, c'est que le traitement antisyphilitique par la Vamianine a d'autant plus de chances de donner de bons et importants résultats qu'il sera appliqué d'une manière plus précoce.

C'est pendant la période préataxique qu'il faut surtout agir, parce que c'est à ce moment que l'on a le plus d'action, on voit alors les douleurs fulgurantes s'apaiser et les réflexes reprendre peu à peu; en tout cas, on obtient l'arrêt de l'évolution du processus et on prévient la phase d'ataxie.

Néanmoins, pendant cette dernière période, surtout dans les formes lentes, on tirera grand profit du traitement.

Paralysie générale ou Méningo-encéphalite diffuse

Le tabes est la para-syphilis de la moelle, la paralysie générale est celle du cerveau. C'est dire que sa gravité est beaucoup plus grande et son pronostic beaucoup plus sombre.

La paralysie générale apparaît la plupart du temps vers la dixième année de la syphilis; aussi est-il indiqué, à ce moment-là, de redoubler de précautions.

Elle affecte tout particulièrement les malades qui ont des professions intellectuelles : comptables, agents d'assurance, professeurs, avocats, ingénieurs, etc...

La paralysie générale se manifeste tout d'abord par l'apparition insidieuse de troubles de la parole : le malade fait quelques faux pas en parlant; il présente aussi des troubles, d'abord légers de la mémoire, des « trous » inattendus, et déjà, si on l'examine, on constate de l'inégalité pupillaire et du tremblement de la langue.

Tous ces symptômes vont en s'accentuant peu à peu et ils aboutissent à une véritable maladie mentale qui nécessite souvent l'internement. La forme la plus commune de folie consécutive à la paralysie générale est la mégalomanie.

Puis le gâtisme arrive et, après 3 ou 4 ans de cette vie pitoyable, le malade meurt.

Cette courte description de la paralysie générale montre bien, malgré son raccourci, à quelle triste fin sont condamnés ceux qui auront négligé leur traitement, à un moment où rien ne leur faisait prévoir une aussi terrible complication et où ils auraient certainement pu la prévenir, car elle ne survient pas chez ceux qui se sont convenablement traités !

Peut-on agir sur la paralysie générale ? Répondons hardiment *oui*, malgré les incrédules. A la phase de début, on peut arrêter pour un temps assez prolongé l'évolution de la maladie et même voir régresser les troubles de la mémoire et de la parole. Nous en avons des exemples caractéristiques, avec la Vamianine. Plus tard, c'est plus difficile et les résultats obtenus sont moins brillants. Il faut donc, dans la paralysie générale, agir *à temps* et *vigoureusement*. La thérapeutique moderne en a les moyens, il suffit d'y avoir recours.

CHAPITRE IV. — Syphilis infantile

La syphilis de l'enfant mérite un chapitre à part.

S'il s'agit de syphilis acquise, l'évolution de la maladie suit le type habituel et nous n'y insisterons pas.

Lorsque la syphilis, au contraire, est héréditaire, elle a une telle importance sur la vitalité du produit de la conception, que nous nous arrêterons sur elle un peu plus longtemps.

La mère syphilitique transmet au fœtus les germes de la maladie. La plupart du temps, dans ces conditions, la grossesse n'arrive pas à terme et il se produit soit un avortement, soit un accouchement prématuré avec fœtus mort et macéré. L'examen du fœtus montre un fourmillement de tréponèmes dans les viscères, le foie en particulier.

On voit ainsi des femmes avoir 4, 6, 10 avortements consécutifs et n'arriver à obtenir un enfant à terme que le jour où elles ont été suffisamment soignées pendant et en dehors de leur grossesse.

Dans ce cas-là on voit arriver, si les soins ont été insuffisants, un enfant plus ou moins bien bâti, qui présente du coryza, des bulles de pemphigus aux mains et aux pieds, un gros foie, une grosse rate, un crâne plus ou moins bien fait, et sur la peau des accidents papuleux érosifs ou gommeux.

Un traitement sérieux — et spécial à cet âge — peut encore réussir et sauver l'enfant.

D'autres fois, c'est plus tard que se manifestent les signes de la syphilis héréditaire, qui, alors, est dite tardive. C'est après le 3e mois de la vie et jusqu'à 10, 15 et 20 ans même que l'hérédité fait sentir son action regrettable.

Au cours du développement de l'enfant, quelques syphilides éclosent sur la peau, le crâne prend cet aspect natiforme si particulier, le nez s'effondre, le tibia s'arque en fourreau de sabre, quelques articulations sécrètent trop de synovie (hydarthrose), le foie et la rate sont gros, le cerveau se développe mal et surtout se constitue ce que l'on appelle la Triade d'Hutchinson, qui est révélatrice de la tare originelle : lésions oculaires : kératites, iritis; lésions auriculaires : surdité; lésions dentaires : dents à bord inférieur concave.

Dans toutes ces circonstances, on voit à quelle profondeur atteint l'imprégnation de l'organisme de l'enfant par le virus syphilitique! et quelle faute impardonnable commettent les parents qui s'exposent à créer de pareils fruits!

Il est pourtant si simple de se soigner et d'éviter ces inconvénients graves; il est préférable encore, pour la femme comme pour l'homme, de ne pas procréer pendant la phase d'activité de la maladie.

CHAPITRE V. — Questions subsidiaires

L'évocation de la syphilis héréditaire nous amène à traiter trois questions importantes dont le malade doit se préoccuper.

I. Syphilis et Mariage

Deux points à considérer : la contamination, la fécondation.

Le syphilitique en état de contagiosité ne doit pas se marier. La règle est dans ce cas-là d'attendre au minimum 3 ou 4 ans depuis le début de la maladie et 2 ans au moins depuis l'apparition de la dernière manifestation.

A cette condition, le mariage pourra être autorisé avec une réaction de Wassermann négative, mais il sera utile de faire une série de cures thérapeutiques dans les mois qui précèderont le mariage.

D'autre part, tout syphilitique en état de contagiosité doit éviter la fécondation. Quand bien même il n'aurait pas donné sa maladie à son partenaire, le produit de la conception peut être contaminé et subir tous les troubles que nous avons décrits.

II. Syphilis et Grossesse

Si la mère et le fœtus sont syphilitiques, il va de soi qu'il faut les soigner. Mais même si la mère n'est pas contaminée et que l'on a des raisons de craindre la syphilisation du fœtus, c'est en traitant la mère que celui-ci bénéficiera du traitement.

Donc, que ce soit le père ou la mère qui porte le germe de la maladie, la conclusion reste la même : soigner le fœtus en soignant la mère.

Le traitement par la Vamianine donne d'ailleurs, dans ces cas-là comme dans les autres, des résultats merveilleux. Les fausses-couches, les accouchements prématurés sont évités, et l'enfant peut naître sain. Il sera cependant nécessaire de le suivre de près dans les mois et les années consécutifs.

III. Syphilis et Allaitement

Dans tous les cas, la mère doit allaiter elle-même son enfant.

D'abord, parce que la nourrice que l'on prendrait serait contaminée par l'enfant et aussi parce que, même si la mère n'est pas malade et que l'hérédité syphilitique ne vienne que du père, l'enfant ne contamine jamais sa mère.

La mère ou le biberon, telle est la loi — mais la mère de préférence, bien entendu.

CHAPITRE VI. — Pronostic général de la Syphilis

Le pronostic de la syphilis est simple à établir : il est grave pour qui ne se soigne pas ou se soigne mal; il est bénin pour qui se soigne bien.

Certes, il existe des cas de syphilis maligne ou de lésions rebelles au traitement, mais ces cas sont l'exception. Ils ressortissent tantôt d'une virulence spéciale de certaines familles exotiques de tréponèmes, tantôt du mauvais état de santé préalable de l'individu.

Dans le premier cas, il faut avoir recours aux méthodes de traitement polyvalentes dont la Vamianine est le type et attaquer le virus de tous les côtés, avec tous les moyens. Dans le second cas, on ne se contentera pas de soigner la syphilis, on traitera conjointement les autres troubles ou affections.

D'une manière générale, la syphilis bien traitée guérit sans encombre et l'on peut dire que le plus gros ennui qu'elle cause au malade, c'est de l'obliger à se soigner sérieusement, longtemps et patiemment.

C'est beaucoup moins terrible, n'est-ce pas? que de se négliger et de subir toutes les atteintes que nous avons énumérées plus haut! Dans ce cas, la gravité du pronostic est sans limites!

En général, la syphilis est moins grave chez la femme que chez l'homme. Les accidents sont chez elle moins fréquents, la parasyphilis y est rare et cette bénignité est presque regrettable, car elle porte la femme à moins bien se soigner et elle facilite la diffusion de la maladie.

Par contre, nous avons vu l'importance chez elle de la syphilis au cours de la grossesse et le poids de l'hérédité qu'elle impose au produit de la conception. On peut dire que chez la femme la syphilis a peu de gravité pour l'individu, mais qu'elle a une gravité ethnique et sociale énorme.

CHAPITRE VII. — Hygiène du Syphilitique

Il n'est pas de maladie dans laquelle l'hygiène tienne une place aussi grande et aussi importante que dans la syphilis.

Elle ne favorise pas seulement pour une grande part l'évolution bénigne et discrète de la vérole, elle lui assure de plus l'efficacité de son traitement.

Il est donc tout à fait essentiel que le syphilitique tienne le plus grand compte des prescriptions hygiéniques que nous allons indiquer, s'il veut avoir tous les atouts dans son jeu et gagner la partie.

Hygiène morale

Le syphilitique, au début, est volontiers enclin à la tristesse, à la neurasthénie. Il se croit atteint d'une maladie inouïe, extraordinaire, il

pense qu'il est devenu un paria, que sa vie est gâchée, qu'il ne pourra pas se marier et que toute paternité lui est désormais interdite... Il cherche à se renseigner et tombe, bien entendu, sur des livres de vulgarisation mal faits ou volontairement exagérés qui achèvent de le démoraliser.

Le syphilitique qui se laisse abattre à tort — et la plupart du temps, après la disparition des premiers accidents, il le reconnaît lui-même et revient à une plus saine appréciation de son état.

Il doit considérer la syphilis comme une maladie ordinaire, banale, et être certain que le traitement bien fait avec de bons médicaments, le met désormais à l'abri de tout ennui.

Fort de ces notions, il se remettra de son émotion et retrouvera son sang-froid et son calme.

Quant au caractère « honteux » de la syphilis, il n'existe que dans l'imagination de certains moralistes, qui ont espéré de ce qualificatif une action préventive contre la débauche, alors qu'en réalité ils ne sont arrivés qu'à faire broyer du noir par les victimes. Il n'y a donc pas à s'y arrêter. Aucune maladie n'est honteuse. Il y a des maladies, et voilà tout.

Le syphilitique n'a donc aucune raison morale ou physique de se désoler et de se laisser atteindre par la neurasthénie.

La syphilis n'est qu'un à-coup de la vie ; il n'y a qu'à la soigner de son mieux et bannir toute autre question se rapportant à elle.

Le syphilitique doit se soigner le plus tôt possible, car le pronostic total de la maladie ne dépend pas seulement de la qualité mais aussi, dans une très large mesure, de la rapidité des soins au début de la maladie.

En dehors de ce calme nécessaire, le syphilitique évitera toutes les fatigues : les fêtes, les bals, etc., il mènera une vie régulière, en établissant une balance normale entre le travail nécessaire et l'indispensable repos. Il aura soin de simplifier sa vie, de manière à en supprimer, dans toute la mesure du possible, les complications qui aboutissent aux soucis, aux préoccupations.

Le syphilitique aura avantage à être toujours « d'aplomb » moralement.

Hygiène buccale

Elle est capitale.

Le malade devra prendre un soin extrême de sa bouche, s'il ne désire pas la voir constamment pavée de plaques muqueuses et s'il ne veut pas risquer plus tard d'avoir un cancer de la langue.

A ces deux points de vue, le tabac joue un rôle nocif extrêmement marqué ; il appelle les plaques muqueuses, il favorise nettement chez le syphilitique le cancer de la langue.

La conclusion est simple et s'impose : *suppression du tabac dans tous les cas.*

D'autre part, l'état des dents est très important, lui aussi.

On sait parfaitement, depuis Galippe, que le mercure n'a d'action nocive sur le système dentaire des malades en traitement que lorsque les dents sont malades. De plus, des dents cassées ou inégales forment un point d'appel pour les ulcérations de la langue à cause de l'irritation prolongée qu'elles déterminent sur un même point.

Le syphilitique doit donc avoir toujours une denture en parfait état : pas de chicots, pas de dents cariées ou cassées, pas de dartre dentaire, etc.

Après avoir été chez son médecin, le malade doit donc se précipiter chez son dentiste et faire mettre sa bouche en état. Plus tard, il retournera deux fois par an chez celui-ci pour se faire nettoyer les dents.

Il sera ainsi assuré, par la suppression du tabac et par une dentition parfaite, d'éviter les petits et les gros inconvénients qui affectionnent la cavité buccale des syphilitiques.

Hygiène cutanée

Pour la même raison, les soins de la peau ont une grande importance au cours de la vérole.

Nombre de manifestations cutanées sont évitées par l'hygiène de la peau.

Des bains fréquents, simples ou sulfureux, la propreté du linge, le lavage fréquent des organes génitaux avec des solutions antiseptiques, avec la Gyraldose par exemple, qui donne de si merveilleux résultats dans l'hygiène intime de la femme, assureront la santé de la peau, de la plus heureuse manière.

Il y a lieu cependant de ne pas trop abuser du savon, surtout des savons forts (savon de Marseille, etc.) qui amènent une sécheresse exagérée de la peau.

Une cure l'été aux eaux thermales sulfureuses (Luchon, Uriage, Enghien, etc.) est excellente à ce point de vue, en même temps qu'elle active l'action curatrice des médicaments.

Hygiène génitale

Malgré la délicatesse de ce sujet, il nous faut bien indiquer les importantes précautions que le syphilitique a lieu de prendre à ce point de vue.

Pendant la période contagieuse de sa maladie, il doit s'abstenir de contaminer les autres, bien entendu. Mais, de tout temps, il ne doit se livrer aux plaisirs de l'amour qu'avec modération.

L'abus du coït et surtout de ses raffinements est très dangereux pour l'état général du malade et pour l'état de sa moelle en particulier. Bien que cet axiome ne soit pas absolu, on peut dire que si la paralysie générale est le triste apanage des « cérébraux », le tabes est celui des « génitaux ».

Uti, non abuti. — Jamais la maxime latine n'a été plus profondément vraie !

En somme, le syphilitique doit s'en tenir à une conception purement physiologique de ses fonctions génitales, qu'il exercera normalement. L'abstention complète ne serait guère plus favorable que le rendement maximum ; il ne faut donc pas croire bien faire en s'obligeant à une chasteté que rien ne justifie.

Nous pensons que tout le monde a compris ; la consigne est simplement : *soyez normaux.*

Hygiène cérébrale

Nous avons dit un mot de la neurasthénie chez le syphilitique à propos de l'hygiène morale, nous n'y reviendrons donc pas.

Mais ce que nous dirons, ce sur quoi nous tenons à attirer l'attention des lecteurs, c'est sur la nécessité pour les malades de ce genre d'éviter le surmenage cérébral.

Nous avons vu que la paralysie générale atteignait surtout les « cérébraux » et parmi eux les calculateurs et les mathématiciens en particulier. Les statistiques concordent et sont formelles sur ce point. Il y a donc dans ces constatations quelque chose de troublant d'où doit sortir une prescription hygiénique qui est celle que nous venons de formuler. Est-ce à dire que nécessairement tous les « cérébraux », tous les comptables, tous les mathématiciens qui contractent la vérole font de la paralysie générale ? Non, mille fois non. Très nombreux sont ceux qui y échappent et rares, somme toute, sont ceux qui sont touchés, mais comme personne ne peut savoir d'avance s'il sera ou non parmi les tristes élus de cette redoutable maladie, tous les syphilitiques qui sont des intellectuels de profession, doivent se garder à carreau et prendre leurs précautions.

Pendant tout le reste de leur vie, mais surtout pendant les dix premières années de leur maladie, ils travailleront modérément, éviteront les gros surmenages des concours, le travail de nuit ; ils demanderont à leur cerveau un travail normal et auront soin de l'entrecouper de périodes de repos et de vie au grand air, si cela leur est possible.

L'appel produit par la fatigue des centres nerveux pour les tréponèmes sera ainsi évité et les malades ne sauront jamais quelle somme de bonheur ils auront ainsi réalisée !

Pour un syphilitique, la crainte froide et raisonnée de la paralysie générale est le commencement de la sagesse !

Hygiène alimentaire

Là encore, le malade évitera les excès : excès de table, agapes fraternelles, dîners de famille, de première communion ou de contrat !

Il mangera le moins possible de conserves, de charcuterie, de mets fermentés, de salaisons. Il laissera de côté les condiments et épices (poivre, moutarde, cornichons, sauces anglaises) qui irritent la bouche et excitent l'appétit génésique.

Il s'alimentera de mets frais et aura soin de donner une place importante aux légumes et aux fruits.

Il évitera la constipation, et si le régime alimentaire n'y suffit pas, il usera du Jubol, ce merveilleux régulateur et rééducateur de l'intestin.

Les boissons sont plus importantes encore à considérer, car l'alcool est un indéniable facteur de gravité au cours de la syphilis. L'abus de l'alcool en effet fatigue le foie, dont le syphilitique a tant besoin au cours de son traitement ; il détraque l'estomac qui ne digère plus, il détermine de l'amaigrissement et surtout il affaiblit les centres nerveux. Il agit, lui, à la fois sur le cerveau et sur la moelle et attire le virus dans ces endroits redoutables.

A tout prix, le syphilitique doit éviter l'alcool.

Néanmoins, il lui est permis de boire aux repas du vin rouge ou blanc coupé d'eau, de la bière, ou du cidre, le tout en quantité modérée.

Mais pas de liqueurs après le repas, pas d'apéritifs avant, pas de vin blanc le matin au lever.

La sobriété, telle est la loi.

Enfin, le syphilitique plus que tout autre, doit avoir des reins qui fonctionnent bien, c'est-à-dire les laver avec l'Urodonal. Le lavage du sang par l'Urodonal est indispensable à qui suit un traitement anti-syphilitique et s'accorde parfaitement avec la cure de Vamianine.

Hygiène générale

Elle se résume en deux mots : aération, exercice, vie au grand air, cures marines, etc., qui maintiendront le malade dans les conditions optima de vie.

En somme, si l'on veut résumer toute cette hygiène qui tient et doit tenir une si grande place dans l'existence du syphilitique, on peut dire qu'en tout et pour tout il convient de s'en tenir à la normale. Le syphilitique n'est en rien réduit, sinon sur les excès qui sont devenus, comme il fallait s'y attendre, la loi fausse de l'humanité. Son existence ne peut en être que meilleure, à tous points de vue.

CHAPITRE VIII — Direction générale du Traitement

Il est impossible de tracer un plan rigoureux, définitif, *ne varietur* du traitement de la syphilis. Selon la virulence de la maladie, suivant le terrain sur lequel elle se développe, le traitement varie dans d'assez grandes proportions.

De même nous ne pouvons indiquer ici le traitement local de chacun des accidents de la vérole : il faudrait un volume.

Mais ce que nous pouvons faire, c'est établir le cadre général dans lequel évolue le traitement-type de cette maladie, ce qui donnera au malade une idée assez exacte des bases de la thérapeutique qui lui convient.

Ces conseils ne sont pas des aphorismes nés de l'imagination, ils résultent de toutes les observations que l'on a pu faire depuis 20 ans, et dont ils ne sont que le résumé. Quant à l'agent thérapeutique, l'on verra plus loin les raisons qui nous ont fait adopter la Vamianine, cet admirable produit, découvert récemment.

Période primaire : traitement maximum, *aussi rapproché que possible de l'éclosion du chancre.* Le pronostic de toute la maladie en dépend.

Période secondaire : cures régulières, intermittentes, même en dehors de tout accident.

Période tertiaire : cures moins fréquentes, obstinément continuées cependant.

Il est bien entendu que le traitement, comme nous l'avons déjà dit, n'est pas fait seulement pour guérir les manifestations apparues ; celui dont nous parlons ici est le traitement *de fond* ou *d'entretien qu'il est nécessaire de suivre dans tous les cas, sans exception.*

Le traitement de la syphilis, en effet, est double : préventif, il empêche l'éclosion des accidents; curatif, il fait disparaître ceux qui sont apparus. Le second est toujours inutile, lorsque le premier est bien et régulièrement appliqué.

Il faut, en somme, réfréner constamment le virus, le maintenir, désarmé, dans sa retraite profonde et muette.

Il n'est pas non plus question d'appliquer ce traitement à l'aveuglette. Il faut, avant tout, se rendre compte de l'état des reins (albuminurie), du foie et du tube digestif, des dents et aussi de l'état général. Si l'un quelconque de ces systèmes pêche sur un point, on doit, avant tout, traiter ses troubles. Il arrive souvent que l'état général n'est pas bon; la syphilis s'est implantée sur un organisme débile, amaigri, anémié; ne pas hésiter dans ce cas à faire faire au malade une cure de Globéol, avant de commencer ou de recommencer le traitement.

C'est là une question de nuances, de tact médical qui a une grosse importance et qui bien souvent est le gage de beaux succès thérapeutiques.

Nous n'avons en vue dans tout ce qui précède que le traitement de la syphilis en général, et nous ne mentionnerons qu'en passant l'iodure de potassium qui fait partie seulement du traitement mixte de la période tertiaire.

Choix du médicament

Le médicament classique et inexpugnable de la syphilis, c'est le mercure. On l'a employé sous toutes les formes, on l'a mis à toutes les sauces et toujours il a rendu les plus grands services. Autrefois, on préconisait les traitements externes, par les frictions à l'onguent napolitain ou les « flanelles mercurielles » de Merget, moyen aveugle et dangereux, abandonné aujourd'hui, puis la méthode gastro-intestinale apparut avec les pilules de Belloste, de Sédillot et surtout de Ricord, encore utilisées maintenant malgré tous leurs inconvénients. Ensuite on eut recours aux injections intra-musculaires de mercure métallique (huile grise de Barthélemy), de calomel, de sels solubles (Biiodure), benzoate, cyanure, lactate de mercure, etc., etc., dont quelques-uns sont utilisables par voie veineuse également.

Ces injections de mercure marquèrent un grand progrès dans le traitement de la syphilis par rapport aux traitements plus anciens. Néanmoins la grande vérité n'était pas encore là.

En effet, quel que soit le médicament adopté, quelle que soit la voie d'introduction, on constata que dans un certain nombre de cas, les lésions résistaient au traitement mercuriel et on eut pendant longtemps, sans pouvoir la réaliser, la sensation que dans bien des cas un autre agent tréponémicide serait nécessaire.

Ce médicament est venu un beau jour, il n'y a pas encore très longtemps, sous les espèces de l'arsenic.

On avait bien constaté autrefois les effets favorables de la liqueur de Fowler, de la liqueur de Donovan-Ferrari, et plus récemment du cacodylate de soude (A. Gautier), sans que les conclusions de cette thérapeutique aient été décisives. Il a fallu, pour la mettre au point, que l'on étudie les trypanosomiases (maladie du sommeil), si voisines de la syphilis, quoique possédant un parasite différent, et que l'on constate les bons résultats de l'anilide de l'acide ortho-arsénique, dans cette affection; on observa que sous cette forme chimique, l'arsenic possédait un pouvoir parasiticide remarquable et on l'appliqua immédiatement à la syphilis avec autant de succès. Malheureusement, quelques ombres apparurent au tableau : on vit de très graves désordres apparaître au niveau de l'œil et de l'oreille, aux doses nécessaires pour le traitement de la syphilis et l'on dut, en raison de ces inconvénients, renoncer complètement à l'anilide de l'acide ortho-arsénique.

C'est alors qu'Erlich, qui avait continué dans cette voie ses recherches, parvint à expérimenter les corps de la série des arseno-benzols et constata que parmi ceux-ci le dioxy-diamido-arseno-benzol était à la fois le plus actif et le mieux toléré. L'univers entier s'enthousiasma pour cette découverte, car l'auteur avait eu l'imprudence de dire dans ses premières communications qu'avec le « 606 », il guérissait la syphilis. Bientôt il fallut déchanter, des récidives se produisirent, on dut combiner le « 606 » avec le mercure par des cures successives, des cas de mort se produisirent sur lesquels le professeur Gaucher attira l'attention, si bien qu'à l'heure actuelle ce médicament, malgré toutes ses qualités, est demeuré d'un emploi restreint, entre les mains de quelques thérapeutes expérimentés.

Pour nous, nous avons constaté, au cours de nos nombreuses recherches expérimentales, que l'arsenic n'est pas indispensable au traitement de la syphilis et que l'on peut avantageusement se passer de lui et de ses dangers.

Nos recherches, en effet, nous ont conduit à adopter comme métaux curateurs, les métaux précieux, or et argent, qui ne sont doués d'aucune toxicité. Ils forment la base de la *Vamianine*. Associés à des doses infimes de mercure et à des extraits végétaux isolés par J-L. Chatelain, ils constituent le médicament de choix de la syphilis.

La triade végétale et le complexe or + argent viennent précisément ajouter à l'action du mercure, leur action propre, tout à fait différente, et assurent la guérison de tous les accidents.

C'est donc, à l'heure actuelle, à ces médicaments pluri-métalliques qu'il faut avoir recours.

La *Vamianine* est l'anti-syphilitique inoffensif, puissamment actif, le meilleur, sans aucun doute, qui existe à l'heure actuelle.

Tout syphilitique soucieux de sa santé et qui veut guérir doit, à tout prix, en faire usage; d'ailleurs, lorsqu'il aura une fois constaté les résultats obtenus, il en sera convaincu.

CHAPITRE IX. — La Réaction de Wassermann

La réaction de Wassermann est une réaction destinée à renseigner le médecin sur le degré d'activité de la syphilis.

Elle consiste en une série de manœuvres de laboratoire extrêmement compliquées et délicates, que nous ne pouvons exposer ici.

Qu'il suffise de savoir qu'elle se recherche dans le sérum sanguin du malade, quelquefois dans le liquide céphalo-rachidien et que les renseignements qu'elle donne sont de deux ordres :

1° *Dans un but diagnostique*, lorsqu'une syphilis ignorée paraît être en cause, le caractère positif de la réaction donne la certitude qu'il s'agit bien de cette maladie.

2° *Dans un but de contrôle*, la réaction de Wassermann est pratiquée au cours d'une syphilis reconnue, pour suivre les effets du traitement. La positivité de la réaction ne signifie pas que le traitement n'a pas agi, mais bien que la maladie, malgré le traitement, est encore en activité. On en conclut logiquement à la nécessité de poursuivre le traitement et d'en accentuer l'intensité, si cela est possible.

Mais ce qu'il faut bien savoir, surtout, c'est qu'*une réaction de Wassermann négative ne signifie rien, ni dans un sens, ni dans l'autre*. Elle partage cette particularité avec toutes les épreuves de laboratoire en médecine, à savoir qu'un examen négatif ne peut et ne doit entraîner aucune conclusion. Ce serait une fiction dangereuse que de conclure d'un Wassermann négatif à la guérison complète et définitive de la maladie. Cela signifie seulement que le monstre est momentanément enchaîné et c'est tout.

Nous n'avons pas, en réalité, de criterium certain de guérison, aussi, *malgré l'absence de manifestations extérieures, malgré un Wassermann négatif, doit-on continuer de se soigner et de subir le traitement de fond de la maladie, pendant tout le temps nécessaire.*

C'est le seul moyen, mais il est sûr, d'éviter tout retour offensif et inattendu de la part du tréponème.

En somme, ainsi mise au point, la réaction de Wassermann constitue un guide précieux pour suivre l'évolution du processus morbide; il ne faut pas lui en demander plus.

DEUXIÈME PARTIE

Pharmacodynamie de la Vamianine

La Vamianine est un nouveau médicament destiné à la guérison de la syphilis et des dermatoses.

Pour bien comprendre le but auquel elle correspond et qu'elle atteint, il est nécessaire de l'envisager au point de vue de sa place dans le cadre nosologique, d'étudier ensuite sa pharmacodynamie et ses applications.

CHAPITRE Ier. — La Vamianine dans la syphilis

La Vamianine n'est pas seulement un agent de plus à compter dans l'arsenal thérapeutique des tréponémiases, c'est un remède dorénavant indispensable à quiconque voudra vraiment guérir de sa maladie. La Vamianine apporte l'arme nouvelle et décisive qui, employée seule ou conjointement avec d'autres traitements, assurera la stérilisation de l'organisme infecté, dans la plus large mesure possible. Il n'y a donc pas un syphilitique qui ne doive y avoir recours, les résultats que nous avons obtenus en sont la meilleure preuve.

Cette action stérilisante de la Vamianine est l'aboutissant de longues et patientes recherches expérimentales faites dans les Etablissements Chatelain, recherches qui ont montré d'une part les faiblesses et les insuffisances du traitement classique et, d'autre part, la voie dans laquelle il fallait s'engager pour atteindre à un degré plus parfait de la guérison de la syphilis.

Nous pouvons affirmer qu'à l'heure actuelle on ne peut rêver d'un idéal thérapeutique plus élevé et plus rapproché de l'absolu, que celui auquel atteint la Vamianine.

L'énorme fréquence de la syphilis, dans tous les points du globe, sa gravité lorsqu'elle n'est pas ou est insuffisamment soignée, sa bénignité relative lorsqu'on la soumet à un traitement méthodique et sérieux, nous expliquent pourquoi la découverte de la Vamianine a eu une répercussion mondiale en donnant aux malades le légitime espoir d'une guérison complète.

La Vamianine, née de constatations expérimentales peu connues, mais certaines, est créée dans un but déterminé qui l'empêche de faire double emploi avec les médicaments du traitement classique. Il est nécessaire que nous donnions quelques explications sur sa genèse et sa destination ; nous le ferons aussi brièvement et aussi clairement que possible.

CHAPITRE II — Considérations sur la pathogénie et la chimiothérapie de la syphilis

La syphilis résulte de l'inoculation sur un point du corps, presque toujours dans la sphère génitale, d'un agent parasitaire : le tréponème. Du point d'inoculation, nommé chancre, les tréponèmes, en quelques jours, gagnent les lymphatiques, les ganglions, puis, entrant dans le torrent circulatoire, la maladie, primitivement locale, devient alors générale. C'est la période secondaire qui commence, avec ses manifestations multiples du côté de la peau et des muqueuses. Beaucoup plus tard, lorsque ces manifestations ont cessé, d'autres apparaissent qui portent le nom de gommes, en raison de leur contenu sirupeux ; la période tertiaire est alors réalisée.

Pour le détail de l'évolution de la syphilis, nous renvoyons le lecteur à l'étude détaillée de cette maladie (voir page 5).

J-L. Chatelain a pensé qu'on pouvait tenter, pour la guérison de la vérole, autre chose que ce qui avait été fait jusqu'à ce jour et c'est dans ce but qu'il a entrepris toute une série de recherches expérimentales et cliniques qui ont abouti à la découverte de la Vamianine.

Il a, chez les animaux de laboratoire trypanosomiés ou spirillés, chez les malades tréponémiques, expérimenté une grande quantité de composés organiques et métalliques dans le but de déterminer ceux qui interviennent de la manière la plus décisive, sans toutefois présenter de dangers.

Dès l'abord, il a exclu l'arsenic. Les combinaisons de ce corps sont peu stables, elles s'oxydent avec une extrême facilité et deviennent alors d'une toxicité effroyable. On se rappelle les nombreux accidents dus à l'anilide ortho-arsénique, à l'arseno-benzol, accidents qui ont restreint dans d'énormes proportions l'emploi des propriétés anti-syphilitiques cependant très réelles de l'arsenic et qui limitent son emploi à certains cas où des médecins spécialisés dans la technique particulière de ces injections difficiles, peuvent le mettre impunément à profit. L'arsenic restera donc un médicament d'exception en raison de ses dangers.

Or, il a constaté qu'en fin de compte, ce sont des corps inoffensifs, les métaux précieux, l'or et l'argent, qui possèdent la plus grande activité thérapeutique, et c'est à eux qu'il s'est arrêté.

Allant plus loin encore, il s'est demandé si à côté des corps chimiques que l'empirisme ancien avait consacrés et dont le laboratoire venait de lui confirmer la valeur, il n'y avait pas aussi dans le règne végétal, trop délaissé aujourd'hui, des plantes dont les principes seraient doués d'une action tréponémicide et dépurative. Après de très nombreux essais, il a arrêté son choix sur plusieurs d'entre elles qui lui ont paru dignes de figurer dans la Vamianine : La *Corydalis Formosa*, le *Gaiacum officinale*, la *Salsepareille*.

Ces végétaux possèdent par eux-mêmes des vertus anti-syphilitiques remarquables; mais — et cela est plus remarquable encore — Chatelain a constaté qu'ils décuplent le pouvoir destructeur des métaux précieux vis-à-vis des parasites et *aussi celui du mercure*.

Le mercure, même à doses infimes, homéopathiques, prend, joint à ces plantes, une activité curatrice inouïe qu'il n'a pas voulu négliger et qui justifie la présence dans la Vamianine, de vif-argent.

C'est à cet ensemble de métaux et de plantes, qui représentent une force thérapeutique maxima et qui évitent toute accoutumance, toute chimio-résistance, que Chatelain a donné le nom de Vamianine, providence inespérée des syphilitiques.

CHAPITRE III. — Propriétés pharmacodynamiques de la Vamianine.

Voyons donc les propriétés pharmacodynamiques de la Vamianine et de ses composants :

1° Métaux précieux

Il faudrait plusieurs volumes pour refaire l'histoire de l'or et de l'argent en thérapeutique, nous n'essaierons donc pas de l'ébaucher ici. L'empirisme qui avait conduit au mercure si heureusement, avait dès longtemps fait appel aussi à l'or et à l'argent. Pendant très longtemps, on prescrivit ces métaux dans un certain nombre de maladies, puis ils tombèrent dans l'oubli. Ces dernières années, la renaissance des recherches chimio-thérapiques mit en lumière certains côtés de leurs propriétés médicales. Sous leur forme colloïdale, ils furent préconisés dans les infections aiguës; en tant que sels on les utilisa dans les affections locales ou générales (gonococcie, tuberculose, etc.). Chatelain a eu l'honneur de les préconiser à nouveau dans le traitement de la syphilis.

Le sel qui lui a donné, au cours de ses recherches, le maximum de résultats contre le tréponème, est un complexe qui comprend tout ensemble de l'or, de l'argent et une faible proportion d'iode. Cet iode n'est là que pour l'échafaudage chimique du composé, on ne l'a pas recherché spécialement, néanmoins son action antisyphilitique s'ajoute heureusement à celle des autres éléments métalliques, de même que la forme anilide arsénique et la forme arseno-benzol sont pour l'arsenic les formes *optima* de l'action tréponémicide, de même la forme qu'il a choisie et réalisée pour ce complexe : or + argent, est celle que l'expérience lui a montrée être la plus efficace, elle est la moins organo-trope et la plus parasito-trope de toutes celles que nous avons examinées. C'est à elle, bien entendu, que la Vamianine doit sa puissante action curatrice.

Le complexe or + argent employé seul dans la trypanosomiase expérimentale est doué d'une ation stérilisante très marquée et souvent suffit à décider de la guérison. Mais c'est surtout dans le cas de chimio-résistance préalable que sa puissance libératrice se manifeste dans toute sa splendeur. Dans cette circonstance — qui est la plus fréquente lorsqu'il s'agit de syphilis humaine — le complexe ne craint aucune comparaison. A des doses infimes, presque incroyables, il débarrasse l'organisme infecté de ses parasites et cela avec une surprenante rapidité. Il est donc le couronnement indispensable, nécessaire, des autres traitements de la maladie, parce qu'il en assure la plénitude de stérilisation thérapeutique.

Ajoutons que ce complexe est sans toxicité pratique. Il est compatible avec les traitements arsenicaux; mais néanmoins, comme nous le verrons, il est préférable — car c'est là sa vraie indication — de faire usage de la Vamianine pendant les périodes intercalaires des cures arsenicales ou iodiques.

2° La triade végétale

Elle se compose de plantes exotiques, d'une efficacité remarquable : deux d'entre elles, le gayac et la salsepareille, sont connues ; mais la troisième, la *Corydalis Formosa*, à peine citée dans les livres, est précisément la plus active de toutes.

Nous ne dirons que quelques mots des deux premières, qui ont avant tout un rôle dépurateur pour l'organisme syphilitique.

Le gayac, *gaiacum officinale*, originaire des Antilles et de l'Amérique Gentrale est un éliminateur excellent; excitant de la circulation, il active le fonctionnement des glandes sudoripares et rénales; il assure le renouvellement du milieu humoral de l'organisme, évite la stagnation prolongée des toxines parasitaires comme des agents médicamenteux. Ajoutons, car ceci a un intérêt spécial dans le cours de la syphilis, que le gayac est un excellent modificateur des muqueuses de la bouche et du pharynx.

La salsepareille, elle, vient du Mexique et de la Jamaïque et sa racine jouit de propriétés dépuratives connues dans le monde entier. Il semble que cette action dépurative, depuis très longtemps mise à profit dans la syphilis, lui vienne des glucosides qu'elle contient, la sarsa-saponine, par exemple, ou la smila-saponine. Nous ne serions pas étonnés que ce soit l'action défensive de l'organisme contre ces saponines d'un genre spécial qui provoque la dépuration des tissus et du sang. Chatelain a isolé un de ces principes actifs, le *Salsepyl*, qui assure à sa préparation une vigueur curative jusqu'ici inconnue. Il y a, en effet, dans la salsepareille, des éléments nuisibles et des éléments utiles. Il a pu éliminer tous les principes « empêchants », pour ne conserver que celui qui est efficace, le Salsepyl. C'est précisément à cette sélection qu'est due l'action énergique de sa préparation, alors que la plante entière ne donne que de petits résultats.

Mais c'est la *Corydalis Formosa* qui représente l'élément d'activité prédominante dans cette triade végétale, aussi insisterons-nous particulièrement sur elle.

Elle appartient à la famille des Papaveracées (sans toutefois contenir de l'opium comme le pavot). Originaire de l'Amérique du Nord, son action anti-syphilitique est depuis longtemps établie dans ce pays. La *Corydalis Formosa* contient dans sa racine (qui est la partie la plus active de la plante) un certain nombre d'alcaloïdes dont la bulbo-caprine est le plus connu. Chatelain a pu mettre en évidence un autre principe actif, doué de notoires propriétés tréponémicides. Mais malgré qu'il l'ait isolé, ses expérimentations lui ont montré qu'il n'y avait pas d'avantage à l'utiliser seul, isolément. Cette plante renferme, en effet, tout un ensemble d'éléments à action anti-syphilitique dont le groupement harmonieux est la raison de la grande efficacité du produit. C'est donc à l'extrait total, « pancorydalique » si l'on peut dire, qu'il a donné la préférence. Ce bouquet d'agents thérapeutiques, tirés de la Corydalis et débarrassés des principes inactifs et nuisibles, forme ce que nous avons appelé le *Pancorydol*. C'est ce groupe curateur qui est utilisé pour la préparation de

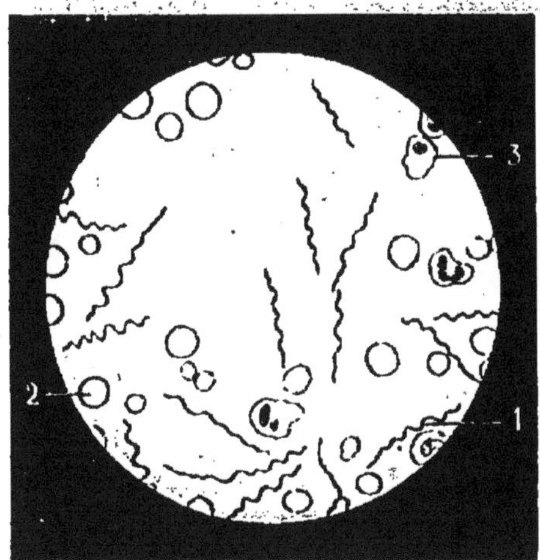

1. Tréponèmes.
2. Hématies rares et anémiées.
3. Globules blancs.

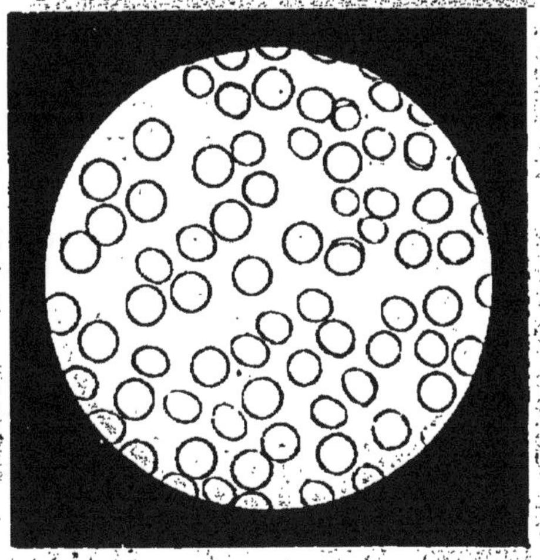

Sang Vamianisé. Disparition des parasites. Régénération globulaire.

la Vamianine qui, comme on le voit, a été l'objet des soins les plus minutieux.

Le Pancorydol est un tréponémicide remarquable, et sous sa seule influence on voit dans nombre de cas les lésions spécifiques guérir.

De plus, si ces propriétés sont fort précieuses au cours du traitement de la syphilis, il est doué de vertus toniques, sudorifiques et diurétiques éminemment profitables aux malades, et il les possède à ce point que dans d'autres maladies telles que la scrofule, l'anémie et les affections cutanées, son emploi est tout à fait indiqué. C'est donc à juste titre que la Corydalis Formosa avait été désignée par l'empirisme ancien comme anti-syphilitique. La découverte du Pancorydol justifie la réputation qu'elle avait acquise au-delà des mers depuis des temps immémoriaux. Mais il fallait que la science moderne en concentre l'efficacité dans le Pancorydol.

3° Le Grey-Powder

Comme nous l'avons vu, le mercure s'est révélé, à l'expérimentation, d'un pouvoir décuple lorsqu'il est associé à la triade végétale, et *en particulier au Pancorydol*. Il a paru également à Chatelain que cette action synergique s'exerçait mieux en milieu carbonaté que dans l'eau pure ou chlorurée. Nous avons donc réalisé une combinaison du mercure avec le carbonate de calcium tout à fait analogue à celle dont on fait usage en Angleterre sous le nom de *grey-powder*.

Cette combinaison contient peu de métal, mais au lieu de rechercher la dose maxima, Chatelain a voulu, au contraire, atteindre la dose minima plus que suffisante dans sa préparation puisque le mercure, véhiculé à travers tous les points de l'organisme par les principes actifs des plantes, diffuse dans toutes les cellules sans qu'aucune perte ne se réalise.

Cela est si vrai que les doses mises en œuvre sont celles de la médecine infantile, réalisant ainsi l'activité curatrice maxima avec la toxicité minima.

Il eût été dommage, on l'avouera, de ne pas adjoindre aux métaux précieux d'une part, et aux plantes spécifiques de l'autre, cet agent thérapeutique merveilleusement transformé dans son action par le voisinage des végétaux !

Le mercure à cette dose, et de cette manière, est inoffensif et complète jusqu'à le rendre total le pouvoir thérapeutique de la Vamianine.

TROISIÈME PARTIE

Applications cliniques de la Vamianine

CHAPITRE Ier. — Indications et résultats de la Vamianine dans la syphilis et autres affections voisines

La Vamianine est un *produit de guérison*, tout particulièrement indiqué dans les infections spirillaires, à trypanosomes et à tréponèmes.

Dans la maladie du sommeil, si fréquente dans certaines colonies et si meurtrière, elle donne d'excellents résultats. Dans le Pian, la fièvre récurrente, dans l'angine de Vincent, etc., elle s'est montrée extrêmement efficace et on devra avoir recours à elle toutes les fois que cela sera possible.

Mais sa grande indication, c'est la syphilis, si répandue à la surface du globe !

On pourra évidemment combiner l'emploi de la Vamianine avec celui des autres traitements de la vérole, en les alternant ; nous voulons dire que l'arsenal de la lutte anti-syphilitique est si riche qu'il ne serait pas systématiquement avantageux de s'en tenir à elle.

Néanmoins, le malade pourra confier la cure de sa maladie à la seule Vamianine, assez inoffensive pour qu'on la lui laisse entre les mains et puissamment active.

Dès l'apparition du chancre, il y aura lieu de faire un traitement intensif. Très rapidement, le chancre se cicatrise et la plupart du temps la roséole n'apparaît même pas.

A la période secondaire, en présence d'accidents (plaques muqueuses de la bouche, de la vulve et de l'anus, syphilides cutanées variées, alopécie, maux de tête, etc.) on fera pendant 3 à 4 ans une cure tous les mois, cure d'une durée de 3 semaines.

A la période tertiaire, dans l'intervalle des cures iodurées classiques, on prescrira la Vamianine à raison de 4 cures de 3 semaines par an.

Enfin, dans les affections parasyphilitiques, tabes dorsalis, méningo-encéphalite diffuse (P. G. ou paralysie générale), l'action de la Vamianine dépasse et de beaucoup celle de tous les autres médicaments et il nous a paru que cela confirmait l'empirisme ancien qui avait nettement constaté l'action des métaux précieux et de l'or en particulier, sur les troubles des centres nerveux encéphalo-médullaires. Dans l'ataxie locomotrice, la Vamianine, méthodiquement absorbée pendant un temps suffisant, calme les douleurs fulgurantes, réveille la réflectivité de la moelle et enraye l'évolution de la maladie. Dans la méningo-encéphalite (paralysie générale), elle tient en échec pendant un long temps le processus inflammatoire, procurant ainsi aux malades un notable soulagement et une sédation inespérée.

On voit donc la puissante force de guérison de la Vamianine sur les lésions de la vérole à toutes les périodes, même les plus éloignées. Les médecins spécialistes qui ont étudié la Vamianine nous ont communiqué un très grand nombre d'observations qu'il nous est malheureusement impossible de citer ici et qui établissent à l'évidence la haute efficacité de ce merveilleux produit.

A côté de cette action curatrice sur les lésions de la syphilis, il faut placer l'action de la Vamianine sur le fond même de la maladie.

C'est là, n'est-il pas vrai, le gros point du problème.

L'action profonde de la Vamianine est démontrée :

1° Par la guérison des manifestations qui avaient jusqu'à elle résisté à tous les traitements ;

2° Par la réaction de Wassermann ;

3° Par le mutisme de la maladie chez les malades sérieusement traités par elle.

Nous avons vu un grand nombre de malades traités par tous les moyens connus, ne guérir que par l'emploi de la Vamianine. Qu'il s'agisse de syphilis sévère ou rebelle, de lésions difficiles à blanchir (syphilides palmaires ou plantaires, etc.), on peut être assuré que la Vamianine réussira mieux que les traitements les plus intensifs.

Les résultats sérologiques en sont le témoin : que la Vamianine soit employée seule ou de concert avec d'autres traitements; le pourcentage des "Wassermann" négatifs est bien plus élevé avec elle que sans elle. C'est un fait constant.

Enfin, l'action préventive de la Vamianine montre l'influence décisive de son action sur les germes de la maladie. On peut dire que tout malade qui a suivi régulièrement et docilement son traitement pendant le temps voulu, est certain, sauf exceptions rarissimes, d'être à l'abri de toute manifestation.

On voit donc que ce n'est pas au hasard que nous disions en commençant ce chapitre que la Vamianine est un médicament de guérison et, en commençant ce travail, qu'elle était la réalisation la plus approchée de l'idéal thérapeutique !

Schéma des résultats de la Vamianine :

I Les ennemis à abattre.	II Œuvre accomplie par la Vamianine.	
100 tréponèmes.	30 % tués par le mercure.	20 % tués par les plantes.
	50 % par les métaux précieux.	

III
Résultats :

100 % de tués = Stérilisation de l'organisme.

CHAPITRE II. — La Vamianine dans les Dermatoses

L'action thérapeutique de la Vamianine n'est pas uniquement réservée aux tréponémiases et aux spirilloses. Les maladies de la peau profitent, elles aussi, en dehors de toute syphilis, des propriétés curatives de ce médicament.

La Vamianine est en effet un dépurateur intense qui, dans la diathèse arthritique et les infections cutanées, agit avec une remarquable efficacité.

Elle associe dans ces cas-là son action à celle de l'Urodonal, dont on sait la puissance de chasse pour les déchets et les scories de la nutrition. L'une complète l'autre et il y a lieu, dans le traitement des maladies cutanées, de faire suivre une cure de Vamianine d'une cure d'Urodonal.

La Vamianine est indiquée dans un certain nombre de maladies de la peau, au premier rang desquelles il faut citer l'*eczéma*. Dans l'eczéma sec comme dans l'eczéma humide, la Vamianine, en diminuant l'âcreté du sang, rend les plus grands services et nombreux sont déjà les cas où la guérison n'a pu être obtenue que par sa mise en œuvre.

Les psoriaris, si difficiles à guérir et contre lesquels tant de remèdes, même malodorants, comme l'huile de cade, échouent, sont influencés par la Vamianine de la plus heureuse manière.

Elle s'impose encore plus dans ces affections si gênantes, quelquefois même intolérables, les prurits et les prurigos, prurit des orifices, prurit cutané, prurigo de Hébra, etc. L'urticaire, toujours dû à une toxi-infection et trop fréquemment rebelle, guérit le plus souvent sans encombre par l'usage de la Vamianine.

Une autre affection très répandue et ennuyeuse, l'acné, qui préoccupe tant de gens et que les traitements actuels guérissent mal, disparaît après une ou plusieurs cures de Vamianine. Il en est de même, à plus forte raison, pour tous ces érythèmes qui, plus ou moins mystérieux dans leur origine, n'en sont pas moins une source de préoccupations pour les patients.

Le lupus érythémateux et le lupus vulgaire ont été souvent influencés de la manière la plus nette et la plus heureuse par une série de cures de Vamianine.

Nous avons vu également des séborrhées réagir au traitement; des furonculoses, de l'intertrigo et des pyodermites se décider à guérir lorsque les malades furent enfin mis à la Vamianine. Il n'est donc pas douteux que ce médicament, à la fois antiseptique et dépurateur, trouve une indication formelle dans les affections cutanées, d'origine diathésique comme d'origine infectieuse.

On trouvera d'ailleurs, ci-dessous, quelques-unes des nombreuses observations concernant ce point particulier des propriétés curatives de la Vamianine.

Comment agit-elle dans ces cas-là? A part les infections proprement dites où elle intervient directement comme bactéricide (staphylococcie, streptococcie, etc.), il est évident que c'est en modifiant la crase sanguine que la Vamianine guérit les manifestations diathésiques telles que l'eczéma et le psoriasis.

Au cours des dermatoses, on emploiera la Vamianine à volonté pendant le traitement local ou dans les périodes intercalaires, conjointement à l'Urodonal.

CHAPITRE III. — Observations concernant la Vamianine

De nombreux spécialistes ont étudié, aussi bien dans les hôpitaux que dans leur clientèle privée, l'action de la Vamianine *qu'ils considèrent comme un remède hors pair et représentant une conquête considérable dans la thérapeutique moderne.*

Parmi les mémoires publiés à ce sujet, nous citerons seulement les observations ci-dessous, extraites du mémoire paru dans la Gazette médicale de Paris *et dû à la plume autorisée du Professeur Faivre, professeur de clinique interne à l'Université de Poitiers.*

1° Dans la syphilis

OBSERVATION I. — *H... R..., employé de commerce.* — Chancre en 1910. Traitement par pilules de proto-iodure la première année. Depuis, rien. En 1914, éruption généralisée mais discrète de syphilides papulo-croûteuses. Subit trois injections d'arseno-benzol. Amélioration légère, mais Wassermann +. En raison des troubles consécutifs à chaque injection, le malade refuse de continuer.

Cure de Vamianine de trois semaines. Au bout de dix jours, la peau est redevenue saine et douze jours après la fin de la cure, réaction de Wassermann négative.

OBSERVATION II. — *A... F..., 40 ans, employé de bureau.* — Syphilis ancienne, mal soignée. Présente depuis plusieurs mois des signes de tabes fruste qu'aucun traitement n'améliore. Wassermann + dans le liquide céphalo-rachidien.

Deux cures de Vamianine, à l'exclusion de tout autre traitement. Le troisième mois, les douleurs ont beaucoup diminué, les réflexes patellaires reprennent et la réaction du liquide céphalo-rachidien s'atténue rapidement.

Le malade continue avec confiance le traitement.

Observation III. — *S... D..., artiste lyrique, 25 ans*, présente au niveau de la fourchette un chancre induré datant de six jours. Adénopathie inguinale typique. Tréponèmes à l'ultra-microscope en janvier 1914.

Immédiatement, cure de Vamianine : quatre dragées par jour. Traitement local banal.

Dès le huitième jour, on voit au niveau du chancre une tendance cicatricielle très nette et le douzième jour, il est à peu près cicatrisé.

Depuis cette époque, grâce aux cures régulières de Vamianine, aucune manifestation n'est apparue : pas de roséole, pas de manifestations muqueuses. La réaction de Wassermann n'a pu être pratiquée.

Observation IV. — *J... M..., 28 ans, soldat au N^me Régiment d'Infanterie*. — Coït infectant au cantonnement de repos, en juin 1915. Chancre du prépuce en juillet, adénopathie. Evacué à ce moment pour blessure légère du bras, par balle, est traité en août par la Vamianine. A ce moment, le chancre est presque cicatrisé, mais la roséole est apparue et le malade souffre d'une migraine intense continue.

Après dix jours de Vamianine, la migraine a disparu, la roséole a pâli au point de n'être visible qu'avec des verres bleus, l'état général est meilleur.

En raison de l'anémie secondaire de ce troupier, on complète le traitement par une cure de Globéol.

Observation V. — *J... R..., 30 ans, interprète de l'armée anglaise*. — Présente en octobre 1914, sur la cuisse droite, trois ulcérations gommeuses. Malgré les commémoratifs d'une syphilis ancienne, on s'assure qu'il ne s'agit pas de sporotrichose. Culture du pus négative.

Ce malade qui n'avait jamais eu d'autre traitement que du mercure, pris en pilules et en frictions pendant les premières années de sa maladie, guérit avec la Vamianine, tréponémicide polyvalent, en moins de trois semaines.

Observation VI. — *Marie T..., 23 ans*. — Syphilis à 18 ans, mariée à 19 ans. Deux fausses couches, à trois et à six mois, malgré le traitement arseno-mercuriel mis en œuvre.

Grossesses en 1914. Pendant la gestation, quatre cures de Vamianine aux 2e, 4e, 6e et 8e mois. Accouchement à terme en 1915, d'un enfant du sexe masculin de 2940 grammes et normalement constitué.

Observation VII. — *V... B..., 42 ans, médecin*. — Contaminé il y a deux ans au cours d'un voyage en Afrique. Syphilis sévère à manifestations multiples et difficiles à guérir. Roséole de retour, onyxis, malgré des frictions, des pilules et même des injections arsenicales.

En novembre 1914, iritis syphilitique de l'œil gauche, on pratique immédiatement trois injections intra-veineuses d'arseno-benzol. Réaction très violente à chaque injection (vomissements, refroidissement des extrémités, etc). L'iritis continue et, chose plus grave, l'œil droit commence à se prendre en plein traitement.

Immédiatement cure de Vamianine, 6 dragées par jour. Pendant la première semaine, état stationnaire, ce n'est qu'à la deuxième semaine que l'amélioration apparaît pour ne plus cesser jusqu'à la guérison.

On peut dire que les yeux de ce médecin ont été sauvés grâce à la Vamianine.

Observation VIII. — *R... P..., 30 ans, fonctionnaire*, présente des plaques muqueuses commissurales et buccales — syphilis datant de un et bien soignée — (arseno-benzol, injections de bi-iodure), mais depuis deux mois le malade ne fait plus rien. Obèse.

Cure de Vamianine. Suppression du tabac. Déjà après 10 jours la cicatrisation est complète, mais le malade continue le traitement pendant 3 semaines. Ensuite il est mis à l'Urodonal.

Observation IX. — *A... S..., 38 ans, commerçant*. — Gourmes du cuir chevelu et exostose costale de nature syphilitique. Chancre à 20 ans. Prend régulièrement de l'iodure de potassium depuis plusieurs années, mais sans résultat sur les lésions actuelles.

On supprime l'iode; cures de Vamianine. C'est à la seconde seulement que les gommes qui avaient résisté à tout se résolvent et l'exostose costale commence à diminuer.

Observation X. — *T... H..., 18 ans, vendeuse.* — Malade depuis 6 mois, mais, somme toute, assez bien soignée. Se plaint de vives douleurs dans les os, la nuit principalement et de la chute de ses cheveux.

Sous l'influence de la Vamianine (2 cures) les douleurs ostéocopes disparaissent au bout de quelques jours et l'alopécie est enrayée après un mois de traitement.

2° Dans les Dermatoses

3 observations-types :

1° *Abbé G..., 46 ans.* — Fort mangeur, tempérament sanguin. Eczéma de la face et sous-mammaire. Avec de simples lotions chaudes d'eau boriquée, 3 fois par jour, et une cure de Vamianine, l'eczéma disparaît complètement. Pour éviter son retour, cures préventives d'Urodonal et de Vamianine alternées.

2° *S... D..., 33 ans, ingénieur.* — Psoriasis, taches de bougie typiques aux coudes et aux genoux, datant de 3 ans. Echec de l'huile de cade et des différents autres traitements. Après 3 cures de Vamianine, les lésions sont à peu près décapées.

3° *A... C..., 26 ans, institutrice.* — Tempérament neuro-arthritique, tendance à l'obésité. Légère insuffisance hépatique, urticaire généralisée. Les antiseptiques intestinaux sont sans effet. Prurit constant, intolérable.

Vamianine : 2 dragées par jour. Au bout de 48 heures, amélioration nette, après 3 jours guérison.

CHAPITRE IV. — Mode d'emploi

I. — Syphilis

A) Adultes. — La Vamianine est un médicament qui s'emploie par voie interne gastro-intestinale. C'est là un gros avantage : le malade peut se soigner seul et comme la Vamianine n'est pratiquement pas toxique, on n'a aucune crainte à avoir. Loin du médecin, en voyage, à son bureau, etc., il est loisible de prendre discrètement la Vamianine, dont le nom même n'indique rien de suspect, comme on le voit.

Elle se présente sous la forme de dragées faciles à avaler avec une gorgée d'eau, sans les sucer, ni les croquer.

Il est préférable de les prendre au milieu du repas, au petit déjeuner et au dîner par exemple. A défaut d'un repas, quelques bouchées de pain rempliront le même office. Au pis aller, on peut les prendre à jeun.

La dose pour un adulte est de 4 dragées par jour. Il n'y a aucun inconvénient à l'augmenter jusqu'à 6 ou même 8, s'il y a longtemps que l'on n'a subi de cure mercurielle ou arsenicale ou si l'on a affaire à des lésions particulièrement rebelles. C'est la dose recommandable au début de l'affection.

On continuera la cure de Vamianine pendant 3 semaines consécutives, après lesquelles on pourra prendre un repos de 8 à 10 jours et recommencer.

Il est indispensable de continuer le traitement chaque mois pendant au moins 3 à 4 ans. Ensuite le malade pourra sa vie durant faire quelques cures annuelles. Les cures de printemps et d'automne sont particulièrement efficaces et recommandables : deux mois de cure en avril-mai et deux autres mois en septembre-octobre.

Ajoutons en terminant qu'il est souvent nécessaire, à la période secondaire, pendant cette phase d'anémie syphilitique bien connue des malades et des médecins, de faire appel au *Globéol*, le meilleur régénérateur du sang.

Enfin, nous avons remarqué combien il était favorable de prendre pendant et après les cures de traitement anti-syphilitique, de l'Urodonal : il déblaie le champ de bataille de toutes ses impuretés, il entraîne les déchets de la nutrition, les scories de la vie et prépare le terrain à l'œuvre tréponémicide de la Vamianine.

B) Grossesse. — La Vamianine est tout à fait indiquée dans le cours de la grossesse, lorsqu'on a des raisons de redouter l'imprégnation syphilitique du produit de la conception.

On l'emploiera de la manière habituelle, c'est-à-dire en traitant la mère, selon la méthode que nous avons indiquée. Si l'on a recours à la Vamianine seule, on fera utilement faire une cure de 3 semaines tous les deux mois, à la maman, en surveillant de près les urines et les dents. Le traitement par la Vamianine sera combiné, si l'on veut, avec d'autres modes de traitement dans les intervalles de cure (injections sous-cutanées ou intraveineuses).

C) Enfance. — Dans la syphilis héréditaire, on évitera de prescrire la Vamianine aux enfants en bas-âge, en raison de sa puissante activité ; mais au moment de la puberté, on tirera un grand profit de la Vamianine, que l'on utilisera au quart ou à la moitié des doses de l'adulte, c'est-à-dire, à 12 ans, une dragée par jour, à 15 ans, deux dragées par jour.

Dans la syphilis héréditaire de l'adulte, on utilisera, bien entendu, la posologie normale que nous avons indiquée.

II. — Dermatoses

Les médecins prescrivent habituellement la Vamianine à raison de 4 dragées par jour pendant 3 semaines consécutives, à prendre aux repas. Il faut continuer le traitement chaque mois, après un repos d'une dizaine de jours, pendant toute la durée de la maladie jusqu'à guérison complète.

Les contre-indications sont les mêmes que pour la syphilis.

III. — Contre-Indications de la Vamianine

Il n'y en a qu'une : c'est la saturation mercurielle préalable. Lorsqu'un malade aura été soumis à un traitement mercuriel intensif (huile grise, injections nombreuses d'un sel soluble dans un court laps de temps), il sera avantageux de laisser passer quinze jours à trois semaines de repos avant de " Vamianiser " ce malade.

On aura soin aussi de vérifier l'état des dents et des urines (albumine) avant d'entreprendre une longue cure de Vamianine. On sait combien le bon état de la dentition a d'importance pour le syphilitique, aussi bien en ce qui concerne l'évolution de la maladie que les bons effets du traitement. On devra donc exiger une denture constamment entretenue et vérifiée.

L'albuminurie gêne aussi pour les cures de Vamianine, dont le médecin devra rester le seul juge dans ces circonstances. En général, la Vamianine peut être absorbée à moindres doses et pendant un temps plus court, mais le contrôle du médecin est inévitable.

Il est préférable de s'abstenir du traitement pendant les règles ; néanmoins, dans les cas urgents, il pourra en être fait usage.

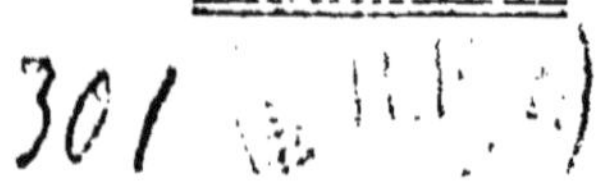
301

Les Établissements CHATELAIN

2 et 2 bis, rue de Valenciennes, PARIS (X^e)

Usines et Laboratoires : **107, Boulevard de la Mission-Marchand, Courbevoie (Seine).**

En vente dans toutes les bonnes pharmacies du monde entier :

URODONAL

ARTHRITISME, RHUMATISMES, ARTÉRIO-SCLÉROSE, OBÉSITÉ, CALCULS, DOULEURS, GOUTTE, GRAVELLE, PITUITES, AIGREURS

Prix : *Le flacon, 6 fr. ; franco, 6 fr. 50 ; les trois flacons, cure intégrale, franco, 18 fr. ; Étranger franco, 7 et 20 fr.* (Refuser énergiquement les imitations).

JUBOL rééduque l'intestin

CONSTIPATION, ENTÉRITE, HÉMORROÏDES, BALLONNEMENT DU VENTRE

Le JUBOL contient, avec les extraits biliaires dont l'action excito-motrice sur les tuniques musculaires de l'intestin est bien connue, des extraits complets de toutes les glandes dont les sécrétions collaborent à la digestion intestinale. Le tout associé à de l'agar-agar, dont le rôle consiste à précipiter l'exode des résidus récalcitrants et à des fucus iodés.

Le JUBOL forme une véritable éponge dans l'intestin dont il nettoie tous les replis et forme du très efficace massage interne.

Le JUBOL a fait l'objet de deux communications : à l'Académie des Sciences (28 juin 1909), où il fut qualifié de "rééducateur de l'intestin", propriété qui lui est, en effet, particulière et qui ne saurait s'appliquer à aucun autre produit ; à l'Académie de Médecine (21 décembre 1909).

Prix : *la boîte de* **JUBOL** (pour un mois), *4 fr. 50, franco, 5 fr. La cure complète, six boîtes pour six mois), franco, 27 fr. Étranger, franco, 6 fr. 50 et 30 francs.*

GLOBÉOL fortifie

ANÉMIE, CONVALESCENCE, TUBERCULOSE, SUITES DE COUCHES, NEURASTHÉNIE, CROISSANCE, FORMATION DE LA JEUNE FILLE, RETOUR D'AGE, SCROFULE, ANÉMIE CÉRÉBRALE, ÉPUISEMENT NERVEUX, MALADIES DES NERFS, INSOMNIES, PARALYSIES

Le GLOBÉOL est l'extrait total du sang vivant obtenu par un procédé spécial dans le vide et à froid, et additionné de manganèse et de fer colloïdaux. C'est le grand tonique du cœur, du muscle et du nerf.

Le GLOBÉOL est beaucoup plus actif que la viande crue, la kola, la liqueur de Fowler, l'hémoglobine commerciale, les ferrugineux et tous les toniques.

Le GLOBÉOL décuple la force nerveuse et rend aux nerfs rajeunis toute leur énergie, leur souplesse et leur vigueur. Il supprime la fatigue et augmente la force de vivre.

Le GLOBÉOL a fait l'objet d'une communication à l'Académie de Médecine (7 juin 1910).

Prix : *Le flacon de* **GLOBÉOL**, *6 fr., franco, 6 fr. 50 ; la cure intégrale (4 flacons) franco, 24 fr. Étranger, franco 7 et 26 francs.*

FILUDINE

COLIQUES HÉPATIQUES, INSUFFISANCE DU FOIE, DIABÈTE, CANCER DU FOIE, CIRRHOSES, PALUDISME, TUBERCULOSE

LA FILUDINE est composée de thiarféine (sel récemment découvert et très actif), des extraits biliaires, spléniques (rate) et hépatiques (foie). Tous ceux qui ont une atteinte au foie ou à la rate, tous les anciens coloniaux éprouvés par les fièvres doivent recourir à la **FILUDINE** qui leur apportera la guérison sûre, radicale et définitive. Elle est le traitement moderne du diabète.

LA FILUDINE donne également des résultats remarquables dans la tuberculose.

LA FILUDINE a été honorée de deux communications : à l'Académie des Sciences par le Professeur COMBAULT, docteur ès-sciences, docteur en Médecine (30 octobre 1911) et à l'Académie de Médecine par le Docteur LEGRAND, médecin principal de la Marine, lauréat de l'Académie de Médecine (19 mars 1912). Elle a obtenu un grand prix à l'Exposition de Tunis en 1911.

Prix : *le flacon de* **FILUDINE**, *franco, 10 fr. Étranger, franco 11 fr.*

JUBOLITOIRES

HÉMORROÏDES, PROSTATITES, FISTULES, RECTITES

Les JUBOLITOIRES sont de nouveaux suppositoires contre les hémorroïdes, à base d'Eumarrol (principe actif du marron d'Inde) qui décongestionne la muqueuse et les dilatations veineuses, de Résorthan, sel nouveau de Résorcine et de Thymol bi-iodé, ayant pour but d'assurer l'antisepsie de la cavité rectale au cours des hémorroïdes, de Belladone, Jusquiame (action calmante), de Gérastyl et d'Adrénaline (hémostase).

Les JUBOLITOIRES sont indiqués au cours de quelques affections du bassin ; chez l'homme la cystite, la prostatite, la blennorragie, l'orchite même sont puissamment calmées par l'usage des Jubolitoires ; chez la femme atteinte de vaginite, de métrite, et d'annexite, les Jubolitoires amènent une sédation marquée des phénomènes douloureux et une décongestion notable du bassin.

Le tissu cellulaire péri-recto-anal subit également l'action des Jubolitoires et les malades atteints de fistules profondes, d'abcès péri-anaux, de fissures, de prurit anal et d'eczéma sont certains de trouver dans l'emploi des Jubolitoires un moyen efficace de guérison.

Prix : *la boîte 5 fr., franco, 5 fr. 50 ; les 4, franco, 20 fr. Étranger, franco, 6 et 22 francs.*

Les Établissements CHATELAIN

2 et 2 *bis*, rue de Valenciennes, PARIS (X^e).

En vente dans toutes les bonnes pharmacies du monde entier :

PAGÉOL : Le premier Stérilisateur des voies urinaires

CYSTITES, NÉPHRITES, PROSTATITES, ALBUMINURIE, HYPERTROPHIE de la Prostate, PYURIES, ÉCOULEMENTS, RÉTRÉCISSEMENTS, GOUTTE MILITAIRE, FILAMENTS, CATARRHE VÉSICAL

Le PAGÉOL est à base de ballfostan ou bicamphocinnamate de santalol et de dioxybenzol, associ aux principes actifs de fabiana imbricata et d'hystérionica baylahuen. Il décongestionne, désinfecte e rénove véritablement les tissus des voies urinaires en exerçant un rajeunissement complet des cellul dont il provoque la complète régénération.

Grâce à sa composition chimique qui totalise et amplifie énergiquement les vertus de ses élément constitutifs déjà bienfaisants par eux-mêmes, le PAGÉOL possède une incomparable affinité électiv pour les organes génito-urinaires dont il est le [illegible] par excellence.

Le PAGÉOL a fait l'objet d'une communication à l'Académie de Médecine (3 Décembre 1912) e d'une note à l'Académie des Sciences (27 Janvier 1913).

Prix : La boîte de PAGÉOL : franco 10 fr. Etranger, franco 11 fr. — La demi-boîte : franco 6 fr. Etranger, f° 7 f

FANDORINE : Spécifique des Maladies de la Femme

PERTES ROUGES, IRRÉGULARITÉS, FIBROMES, FORMATION, MIGRAINES, VAPEURS, CRAMPES, RETOUR D'AGE, OBÉSITÉ, ALLAITEMENT

La FANDORINE est composée d'extraits totaux d'ovaire et de glande mammaire, associés aux prin cipes actifs de l'anémone, du piscidia erythrina et du viburnum prunifolium. Elle décongestionne le organes, arrête net les hémorragies et cicatrice les tissus enflammés. Elle agit fort heureusement su les fibres musculaires de la muqueuse utérine. Elle régularise la fonction du sang. Elle supprime tou les ennuis, troubles et malaises de la femme, favorise la croissance et la formation des jeunes filles e évite les inconvénients du retour d'âge. Elle guérit toutes les misères, les souffrances et les fibromes.

La FANDORINE rend les règles non douloureuses et normales, les régularise. Elle supprime le troubles nerveux, les migraines, la neurasthénie, les retards, les métrites et l'obésité des jeunes femme mal réglées. Elle développe et raffermit les seins.

Le flac. de FANDORINE (pour une cure), f° 10 fr. Etr., f° 11 fr. — Le flac. d'essai, 4.50, f° 5 fr. Etr. 5.5

SINUBÉRASE : Dépuratif scientifique. Auto-intoxication d'origine intestinal

ENTÉRITES, DYSPEPSIE, MALADIES INFECTIEUSES, EMBARRAS GASTRIQUE, DIARRHÉES VERTES, ARTÉRIO-SCLÉROSE, FIÈVRE TYPHOÏDE, DERMATOSES, CLOU

La SINUBÉRASE est à base de ferments lactiques exaltés, associés au protoplasma de la levure d bière et aux principes actifs des touraillons d'orge. La préparation la plus active, parce qu'elle associ les trois variétés de ferments ayant leur action dans des endroits déterminés du tube digestif.

La SINUBÉRASE assure la police du tube digestif, l'assainit, empêche toute putréfaction, entraîn les toxines, nettoie la langue et rend normale la flore de l'intestin.

Prix : *le flacon de SINUBÉRASE, 6 fr., franco, 6 fr. 50 ; les trois flacons* (cure complète), *franco, 18 fr Etranger, franco 7 et 20 fr.*

GYRALDOSE : Pour l'hygiène intime de la femme

SOINS INTIMES, PERTES VERTES, PERTES BLANCHES, SUITES DE COUCHES, MÉTRITE, SALPINGITE, CONGESTION DE LA MATRICE

La GYRALDOSE est un produit antiseptique, non caustique, désodorisant et microbicide à bas d'acide thymique, de trioxyméthylène ou triformol, d'alumine sulfatée et d'un sel synthétique nouveau le pyolisan. Elle est formellement indiquée dans les pertes blanches ou leucorrhée. C'est le médicamen de choix contre cette affection si fréquente et si négligée. (Communication à l'Académie de Médecine

La GYRALDOSE se prend matin et soir par toute femme soucieuse de son hygiène. Ces injection permettent d'éviter de multiples affections. Emploi quotidien très économique.

Prix : *la boîte de GYRALDOSE (pour un mois) 3 fr. 50, franco, 4 francs ; les cinq boîtes, franco 17 fr. 50. Etranger, la boîte, franco, 4 fr. 50 ; les cinq boîtes, franco, 21 fr. La double boîte, 5 fr franco, 5 fr. 50. Etranger, franco, 6 fr. Les 4 boîtes, franco, 20 fr. Etranger, 22 fr.*

VAMIANINE : Traitement scientifique de la Syphilis

CHANCRES, TABES, PARALYSIE GÉNÉRALE, ÉRYTHÈMES, PSORIASIS, ECZÉMA, ACNÉ, INTERTRIGO, PRURIT, etc.

La VAMIANINE est un nouveau médicament à base de métaux précieux, de Pancorydol, d Gaïac, de Salsepyl (principe actif de la Salsepareille) et de Grey-Powder (carbonate mercuriel d calcium), et destiné à la guérison de la syphilis et des dermatoses. La VAMIANINE est l'agent curat de la syphilis le plus actif — sans aucune toxicité : c'est le remède indispensable pour guérir. L VAMIANINE apporte l'arme nouvelle et décisive qui assure la stérilisation de l'organisme infecté. Tou syphilitique, même ancien, doit y avoir recours : les résultats obtenus sont merveilleux, ainsi que l démontre le mémoire publié par le docteur Faivre, professeur de clinique de l'Université de Poitiers

Les maladies de la peau profitent, elles aussi, en dehors de toute syphilis, des propriétés curative de ce médicament.

La VAMIANINE est en effet un dépurateur du sang intense qui, dans les infections cutanées agit avec une remarquable efficacité.

Prix : *le flacon, franco, 10 fr. Etranger, franco, 11 fr.*

www.ingramcontent.com/pod-product-compliance
Ingram Content Group UK Ltd.
Pitfield, Milton Keynes, MK11 3LW, UK
UKHW012118240726
13965UKWH00005B/1833